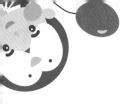

医学常识一本通

一本通

邓旭 主编

儿童版

U0388284

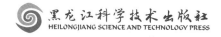

黑龙江科学技术出版社
HEILONGJIANG SCIENCE AND TECHNOLOGY PRESS

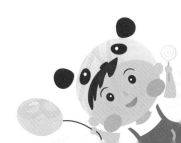

图书在版编目（CIP）数据

医学常识一本通：儿童版 / 邓旭主编 . -- 哈尔滨：
黑龙江科学技术出版社，2024.1
ISBN 978-7-5719-2126-2

Ⅰ . ①医⋯ Ⅱ . ①邓⋯ Ⅲ . ①医学—儿童读物 Ⅳ .
① R-49

中国国家版本馆 CIP 数据核字 (2023) 第 211258 号

医学常识一本通：儿童版
YIXUE CHANGSHI YIBENTONG: ERTONG BAN
邓　旭　主编

出　　版	黑龙江科学技术出版社
出 版 人	薛方闻
地　　址	哈尔滨市南岗区公安街 70-2 号
邮　　编	150007
电　　话	（0451）53642106
网　　址	www.lkcbs.cn

责任编辑　马远洋
设　　计　深圳·弘艺文化　HONGYI CULTURE

印　　刷	哈尔滨市石桥印务有限公司
发　　行	全国新华书店
开　　本	710 mm × 1000 mm　1 / 16
印　　张	12
字　　数	160 千字
版次印次	2024 年 1 月第 1 版　2024 年 1 月第 1 次
书　　号	ISBN 978-7-5719-2126-2
定　　价	45.00 元

PREFACE 序言

　　儿童是每个家庭的希望，父母都盼望自己的子女能够健康快乐地长大。但是在现实生活中，却总免不了遇到各种疾病问题，小到感冒、发热、咳嗽，大到一些传染病、特殊意外，甚至是危及生命的严重病症。疾病是伴随我们一生的"小怪兽"，那么作为孩子守护者的家长，如何帮助孩子们打败这些"小怪兽"呢？

　　这就需要家长具备基本的医学常识，遇到疾病可以冷静处理，而不是慌乱无措。

　　为了更好地帮助家长认识和掌握儿童医学常识，我们特地精心编写了这本书。本书共分为四章：

　　第一章详细介绍了关于 0～6 岁儿童生长发育的基础知识。生长就是指儿童身体各器官、系统的形体长大、形态变化，这些都有相应的参考测量值，属于机体量的变化；而发育则主要指儿童细胞、组织、器官功能的分化与成熟，属于机体质的变化。生长和发育共同展现出儿童成长的机体动态变化。了解了这些基础知识，非常有利于家长对孩子成长的实时观察，及时发现问题，找到原因，守护孩子的健康成长。

　　第二章主要围绕儿童的用药常识展开。儿童生病一般都需要用药，尤其是一些高发病，很多家长由于缺乏儿童用药的基本常识，经常出现一些不合理用药的情况，轻则使孩子发生不良反应，重则导致不可逆的伤害。本章不仅详细讲解了儿童的病理和病因特点、各阶段的用药特点，还重点阐述了儿童常用药物如何选择、高发病如何用药以及一些用药常见问题等各种医学常识，通过实用的知识答疑解惑，让家长能更从容地面对儿童疾病。

第三章介绍了儿童疫苗接种的医学常识。疫苗可以有效预防各种常见传染病，是守护儿童成长的"保护伞"，但是很多新手家长面对各种疫苗，往往不知道如何选择。儿童疫苗接种的注意事项有哪些？免费疫苗和自费疫苗该怎么选？减毒活疫苗和灭活疫苗哪个更好？联合疫苗该不该打？这些问题本章统统告诉你答案，为更多家长排忧解难。

　　第四章主要介绍儿童意外急救的医学常识。在人的一生中，疾病和意外在所难免，针对日常生活中儿童常见的各种意外，本章将介绍实用、简单、有效的急救方法，帮助家长掌握基本的急救技能，危急时刻冷静面对。

　　通过本书，您将充分了解一系列专业的儿童医学常识，既能防病、治病，又能学到用药、疫苗、急救等各种实用知识，为孩子健康成长保驾护航。

　　本书内容并不能替代专业医生的诊疗意见，儿童用药需咨询医生或药师。

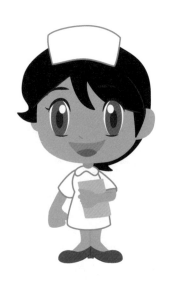

CONTENTS 目录

第1章
0～6岁儿童生长发育基础常识

第 2 章
儿童用药医学常识

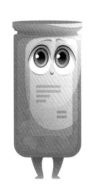
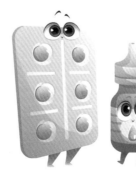
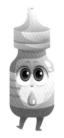

第 3 章
儿童疫苗接种医学常识

第4章
儿童急救医学常识

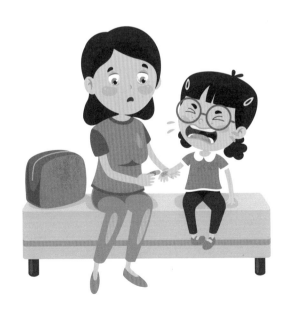

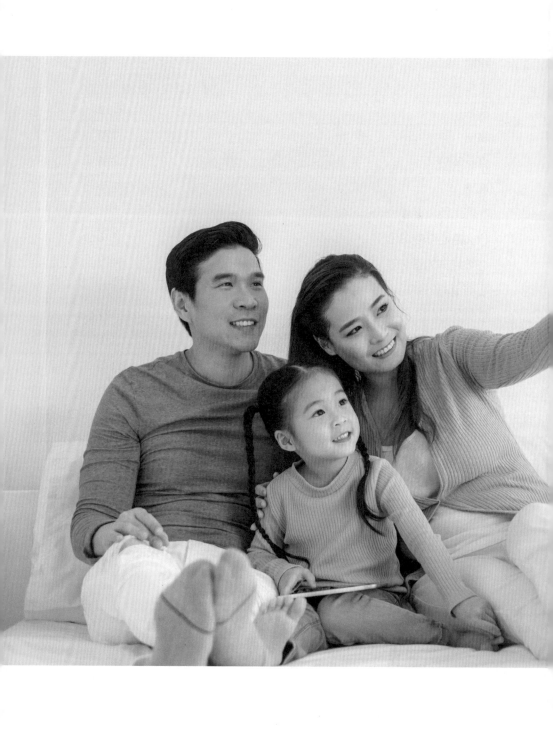

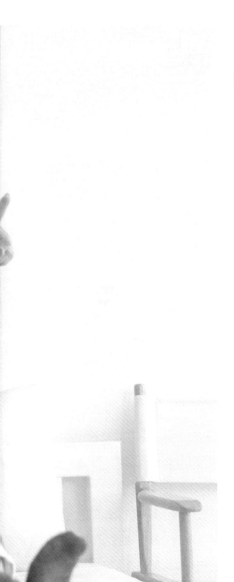

第1章

0～6岁儿童
生长发育基础常识

对于家庭而言，每个孩子都是天选之子，家长们都希望孩子能够健康快乐地长大。但是孩子的成长发育却是一个漫长的持续的过程，其间难免会出现各种问题。遇到问题，是不是感到不知所措？孩子生病了，虽然焦急如焚，但却不知如何应对？跟别人家孩子一比较，又开始胡思乱想？本章详细介绍了学龄前儿童生长发育中的各种基础常识，让身为家长的你不再懵懂无知，充分掌握孩子的生长发育规律，科学养育。

儿童生长发育特点

儿童不同阶段的生理秘密

每个孩子都是一个独立的个体，在他们的成长发育过程中，身体和心理都会发生种种变化。孩子也是一个家庭幸福的基础，家长都希望自己的孩子健康快乐地长大，所以我们也要时刻关注儿童生长不同阶段的生理特点。尤其对于6周岁以前的儿童，父母更是要时刻陪伴左右，这样才能更好地了解孩子、帮助孩子。

● 新生儿期（出生～28天）

新生儿期一般指胎儿自出生至28天。足月儿一般平均身长为50～53厘米，平均体重为3.0～3.3千克，平均头围34～35厘米。刚出生的婴儿头长身短，头顶上的5块头骨都未完全闭合，随着后期发育生长，囟门会逐渐变小，在1岁半左右时基本闭合。在新生儿阶段，孩子的生理调节和适应能力都比较差，家长需要特别注意。

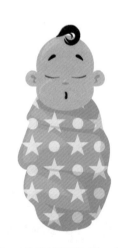

呼吸

新生儿的呼吸中枢发育尚未成熟，常表现为呼吸表浅、呼吸节律不齐。出生后的两周，呼吸较快，睡眠时呼吸的深度和节律也呈不规则的周期性改变，有时呼吸慢，心率也减慢，有时候呼吸增快，心率也会增快，这都是正常的现象。

睡眠

新生儿每天的睡眠时间长达16～18小时，出生第一周大多数新生儿除了吃奶时间，几乎都在睡觉中度过。每2～4小时醒来吃奶，昼夜节律尚未建立。

体温

新生儿的皮下脂肪薄，汗腺发育不成熟，散热快，因此体温并不稳定，容易受环境影响。在环境温度过高或保暖过度的情况下，加上摄入水分不足等因素，新生儿的体温会很快升高；反之，如果环境温度过低，也会导致体温下降很快。因此，家长要实时触摸孩子的背部、手部等部位，及时增减衣物，最好保持环境温度适宜。

五感（视觉、听觉、嗅觉、味觉、触觉）

婴儿出生后6周之内是看不清周围事物的，看事物的焦距只有20～25厘米。出生时对光有反应，眼球无目的地运动。1月龄新生儿的目光会随着物体移动，因此新生儿房间的灯光要柔和，光线不能直射新生儿的眼睛。外出时，眼部应有遮挡物，以免受到阳光刺激。

刚出生的婴儿听觉也存在阻碍，耳腔内充满黏性液体，这些黏液会妨碍声音的传导，慢慢地随着黏液被吸收，听觉的灵敏性会不断增强。家长最好轻声细语说话，应避免嘈杂喧闹的环境声音。

新生儿的嗅觉、味觉和触觉都比较灵敏，闻到刺激性强的气味会皱鼻，能分辨出妈妈的味道，以及辨别甜、苦、咸、酸等不同的味道。嘴唇和手是触觉最灵敏的部位，新生儿主要通过手的触摸和嘴巴吮吸来认识食物。

排尿和排便

大部分的新生儿在出生后24小时内会排尿，尿液呈淡黄色且透明，但有时排出的尿会呈红褐色，稍浑浊，这是由尿中的尿酸盐结晶所致，2～3天后即会消失。新生儿出生几天后每日排尿3或4次。

新生儿一般在出生后12小时之内开始排便，胎便呈墨绿色。胎便会排两三天，然后逐渐过渡到正常的新生儿大便，呈金黄色，比较黏稠，颗粒小，无特殊臭味，白天排便次数为3或4次。

皮肤

足月新生儿一般皮肤红润，皮下脂肪丰满。刚出生时，皮肤有一层白色黏稠样的物质（胎儿皮脂），可在几天内被皮肤吸收。新生儿的皮肤屏障功能较差，出生3～5天去净胎脂后，可每日用温水给婴儿日洗澡。

● 婴儿期（28天后～1周岁）

此阶段的孩子生长发育非常迅速，热量和营养需求大，必须补充足够的蛋白质。但在婴儿时期，孩子的消化吸收功能还没有发育完善，易出现营养不良和消化系统紊乱，需合理喂养。

1～2月龄

经过一个月的生长发育，婴儿的体重增加了700～1200克，奶粉喂养者体重增长更快。身高增长也比较快，本月可长3～5厘米。可以短暂抬头张望，手、腿部力量加强，有发音欲望，能注视15～20厘米处物体几秒以上，有了悲伤、喜悦的表情。

2～3月龄

这个月体重可增加0.90～1.25千克，身高可增长3.5厘米左右。本月可以抬头抬得很高，开始无意识抓握东西，喜欢吮吸玩具、手指，眼睛可以追随事物移动。

3～4月龄

本月体重的增长速度缓慢一些，可以增加0.90～1.25千克。后囟门将闭合，能用胳膊支撑头和上身，学会翻身，比如仰卧或侧卧。可以扶着腋下竖抱片刻，视线已经可以移动，有一点儿记忆。

4～5月龄

这个月身高的增长速度开始下降，平均可长高2厘米，头围增长速度放缓。上下身更协调，能用双手撑起全身，会翻身，能坐一小会儿。能自己拿或"吃"玩具，能够发简单的音节，能识别人脸、眼睛、鼻子。

5～6月龄

这个月内体重可增长0.45～0.75千克，长高2厘米左右。部分婴儿开始长牙，喜欢咬东西。可以完全直立竖抱，视力更好，会伸手抓东西，有主动社交的欲望。家长可在此期间给婴儿添加辅食。

6 ~ 7 月龄

这个月会坐会翻滚，有爬的意识，喜欢观察周围环境，能识别其他人，能够用不同行为、语言表达自己的愿望。

7 ~ 8 月龄

能够爬行前进，能用拇指、食指、中指捏东西吃，会喊爸爸、妈妈，能听懂简单命令，对物体有了简单的认识。

8 ~ 9 月龄

本月体重增加的速度放慢，身高继续以每月1厘米的速度增长。有的婴儿长出3~5颗牙齿。能扶着东西站起来或短暂站立，喜欢用手指抠东西，理解能力进一步增强，能听小故事。

9 ~ 10 月龄

这个月基本无前囟搏动，将长出4~6颗乳牙，开始表现出活泼或文静等不同的人格特征，学着站立或走路。进入语言萌动期，能模仿大人说话、动作，喜欢社交玩耍。

10 ~ 11 月龄

体重的增长速度依然跟前几个月差不多，头围增长不太明显，很多婴儿的前囟快要闭合，少数婴儿的囟门依然很大。能够扶着床或拉着家长的手走很远的路，更喜欢玩玩具、各种家里的东西，家长要时刻注意孩子的安全。

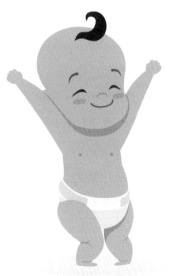

11 ~ 12 月龄

满周岁后，婴儿的生长速度会进入一

个停滞期，肌肉更加结实有力，能够随意行走、爬上爬下，能听音乐或看舞蹈视频做出相应的模仿动作，能听懂大人指令，用言语简单地表达自己意愿，比如吃饭、洗澡、抱抱等。

● 幼儿期（1～3周岁）

1～3周岁为幼儿期，此阶段生长发育速度有所减缓，但智力、逻辑思维、语言感知和运动能力等大脑和神经系统的功能却在加速发育、发展。

语言能力

1～2岁的孩子开始用单字、单词、短句来表达自己的需求，家庭成员要多和孩子进行语言交流。2～3岁是语言飞速发展的时期，家长可以给孩子多听多唱儿歌、多进行亲子阅读，通过讲故事等方式激发孩子学习语言的积极性。

运动能力

1.0～1.5岁是孩子练习走路的主要时期，但不能很好地掌握身体的平衡，极易摔跤，家长需多留意安全。1岁半以后的孩子基本都能学会平稳走路，对环境充满好奇，到处触摸、品尝很多东西。2岁时，学会跑步、爬上爬下，手指的精细动作进一步发展。2～3岁孩子的四肢运动和协调性进一步增强，可练习跳舞等复杂动作。

社交能力

1～3岁的孩子特别喜欢进行社交，可以多带孩子出去跟同龄孩子们一起玩，并学会分享、遵守规则、礼貌文明等社交行为。家长平时多和孩子聊天、亲子阅读，增长更多的知识。

认知和表达能力

1～2岁的孩子对周围事物充满了好奇，会积极去认识、感知新的事物。2～3岁的孩子更喜欢探索周围环境，记忆、思维、想象等认知能力发展迅速，但注意力比较分散。

1～2岁的孩子基本都具有快乐、害怕、愤怒、悲伤、嫉妒、厌恶等情感表达能力。2~3岁孩子的情感表达能力更丰富，家长要学会正确对待孩子的各种情感表达，培养孩子养成行为规范，学会理智表达更多的情感。

学龄前期（3~6周岁）

3~6周岁，开始进入幼儿园，被称为学龄前期。此阶段的儿童体格发育速度依然较慢，但智能发育快速，尤其是思维能力、语言能力、社交能力都发展很快，自理能力也很强，可塑性较强。家长要做好早期教育，培养孩子养成良好的生活自理习惯、良好的道德品质，以及学习知识的能力。

运动能力

此阶段的孩子会做简单的手工、会画简单的画、会写简单的字，拍球、跳操、跑跳等运动能力飞速发展。在日常生活中，自己会洗脸、洗手，穿脱简单的衣服、鞋袜，喜欢集体游戏，创造新花样。因此，家长应尽量带孩子多去户外运动，进一步提高运动能力。运动多的孩子身体也更健康，免疫力更强，可以少生病。

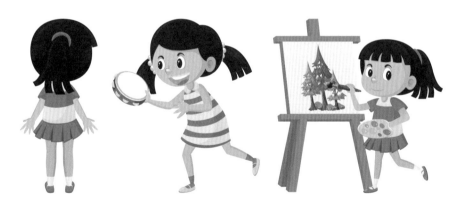

语言能力

如果说3岁前是儿童语言的敏感期，可以唤醒语言能力的启蒙，那么3~6岁就是孩子语言能力爆发的黄金期。此阶段的孩子虽然接触事物有限，词汇量并不多，但却拥有很强的学习和接受能力，尤其是语言方面，能够快速掌握语言并在生活中表达出来。所以，家长要让孩子去上幼儿园，接触更多的知识和同伴，积累词语，认识更多的字，拓展语言能力。

情感表达能力

此阶段的孩子情绪并不十分稳定，易受外界影响，常常爱发脾气。但开始尝试控制情绪，萌发道德感、合作意识、审美观等，自制力、自觉性也在逐步提升，有了较强的自我意识，开始形成最初的个性倾向，能初步评价自己的行为，逐步掌握行为规范。此期间需要家长和老师慢慢培养孩子的情绪管理能力、自控能力，以及和同伴相处的能力等。

儿童生长发育特点

在儿童生长发育漫长的过程中，不仅有个体的不断长大和成熟，也包含了许多复杂的现象和变化。家长充分了解儿童生长发育的特点、规律，可以及早发现问题，帮助孩子更好地成长，如果发现异常情况，应及时就医。

总的来说，儿童生长发育的特点主要包括连续性、阶段性、不平衡性以及个体差异性这四个方面。

● 阶段性

儿童生长发育有明显的阶段性，不同阶段的发育速度也各有不同。人的生长发育速度通常会呈现快慢交替的趋势，发育曲线也呈波浪式上升。最为突出的生长高峰是婴儿期和青春期，这两个阶段的儿童生长发育相对较快，比其他时期有明显的身高、体重的发育。儿童的生长发育往往遵循着由粗到细、由低级到高级、由简单到复杂的规律，比如手部的精细动作发育。

● 连续性

儿童的生长发育是一个连续的统一的过程，快慢不一，可能会存在细小的和不明显的量的变化，但长期发展就成为质的改变。不论各个阶段，儿童的生长发育可能会有所差异，但总体均呈连续发展的情况。如果某一阶段内儿童出现长时间的生长停滞、发育迟缓，家长就要引起高度重视，需及时就医，找出原因。

● 不平衡性

在儿童的整个生长发育过程中，各个系统器官的发育速度快慢不同，是不平衡的。其中，神经系统发育先快后慢，皮下脂肪的发育在幼儿时期最为发达，肌肉组织发育则在学龄期开始加速，而生殖系统发育较晚。但呼吸、循环、消化、泌尿、肌肉及脂肪等发育与体格生长曲线比较平行。

比如神经大脑发育3岁之内较快，3岁以后减慢；生殖器发育先慢后快，幼儿时期发育不明显，青春期时发育明显增快；皮下脂肪在婴儿时期增加比较快，以后减慢，青春期又稍微快些，尤其女孩发育更为明显。

● 个体差异性

儿童的生长发育还容易受到遗传、环境、营养等因素的影响，呈现出一定的个体差异性。

比如身高、体重等体格的生长发育，不仅有男女性别不同的差异性，还受到先天、后天性因素的影响，比如同龄中就经常出现高矮胖瘦不一的情况。此外，神经心理发育也有非常明显的个体差异性。因此，家长不要过度焦虑，应考虑个体差异，不要一味地去攀比和比较。

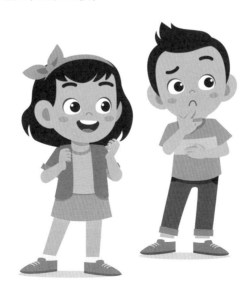

儿童体格发育规律

头围发育规律

儿童颅骨以及头围的发育与增长规律与脑部的发育有关。新生儿颅骨并不是一块完整的骨头，而是由多块骨骼组成，还没有融合在一起。前囟门位于头顶靠前位置，是额骨和顶骨之间的菱形间隙，宽度1.5～3.0厘米，一般在12～18月内闭合，过早闭合不利于大脑发育；后囟位于头后方，是顶骨和枕骨之间的三角形间隙，宽度约0.5厘米，一些儿童在初生时已闭合，其余也在2～4月内逐渐闭合。

头围过小或者不能正常增长，可能是头小畸形或脑发育不全；头围过大或突然增长过快，可能是脑积水、佝偻病等。儿科日常保健检查也会测量头围这一生长指标，所以要及时带儿童做保健检查。

婴幼儿平均头围参考

- 新生儿头围约为34厘米
- 3月龄：约为40厘米
- 6月龄：约为43厘米
- 1周岁：约为46厘米
- 2周岁：约为48厘米
- 5周岁：约为50厘米

身高增长规律

身高在整个儿童期和青春期都是连续增长的过程，但增长速度并不是匀速的，而是有快有慢。年龄越小，增长越快，婴儿期是身高增长最快的时期，之后逐渐放慢，到了青春期又会再次加速生长。2周岁后至青春期前，身高一般每年增长5~7厘米。

测量身高的方法有卧位和站位，一般3岁以下小儿量卧位身长，3岁以上小儿测量身高时取站姿。测量时需脱鞋、摘帽，头、背、臀、足跟紧贴测量尺。

遗传、营养、运动、睡眠、饮食、疾病等因素都会影响身高增长，骨骼的发育，特别是颅骨、脊柱和下肢骨骼的增长对身高发育起决定性作用。一般而言，婴儿期头部骨骼生长最快，到了青春期则是下肢骨骼增长最快。

体重增长规律

体重是机体各部分重量的总和，如果说身高是生长发育长时间内的观察指标，那么体重则是短期内儿童营养状况的衡量指标之一。儿童体重遵循着不同阶段不同年龄的增长规律。

我国足月新生儿的平均出生体重为3.0~3.3千克，出生后3~4天会出现短暂的生理性体重下降，7~10天可恢复到出生时的体重，此后每天有25~39克的体重增长。

儿童体重增长规律

- 出生后4~7天：比出生时减轻200~300克

- 1月龄：平均增重1.0~1.1千克

- 2月龄：平均增重约1.2千克

- 3月龄：平均增重约1.0千克

- 4~6月龄：平均每月增重0.45~0.75千克

- 7~12月龄：平均每月增重0.22~0.37千克

- 1~2岁：每年体重增长2.0~2.5千克

- 2岁以后至青春期前：每年增重约2.0千克

总的来说，儿童出生后头3个月的体重增长速度最快，1岁后体重增长逐渐减慢，处于平稳增长的趋势，青春期前平均每年增长2千克左右。青春期后体重增长再次加速，年平均增长4~5千克，个别儿童达8~10千克。

对婴幼儿来说，体重与喂养有着很大的关系，家长如果发现儿童在短时间内体重增长过多或不足，应及时调整饮食，让孩子多运动。

运动发育规律

儿童运动发育与脑部发育密切相关，也与肌肉、骨骼、视感知有关系，一般分为大运动和精细运动两大类。儿童运动发育遵循着从上到下、从整体到分化、从大肌群到小肌群、由不协调到协调、由正性动作到负性动作等多方面的规律。

婴幼儿的发育有"三翻、六坐、八爬、十站立"之说，这基本是大部分儿童大运动发育的规律，但也有个别少数儿童不同。所以家长并不需要刻意训练孩子，或者跟别人比较而产生焦虑情绪，等到孩子身体发育到一定程度自然而然就会了。

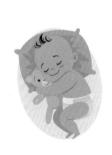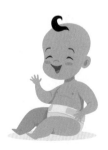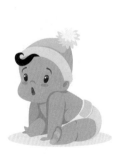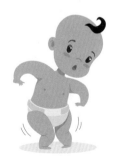

儿童运动发育规律

- 2月龄：扶坐或侧卧时能勉强抬头；
- 4月龄：扶着两手或髋骨时能坐，能抓握玩具；
- 7月龄：能坐一会儿，两手轮流拿玩具；
- 8月龄：能扶栏站立，会爬，会拍手；
- 10 ~ 11月龄：能扶着单脚站立，扶着行走，能用拇指、食指对捏取东西；
- 12月龄：能独立行走，弯腰捡东西；
- 18月龄：行走平稳，可以倒退行走，有目标地扔东西；
- 2岁：可以双足蹦跳，会使用杯子饮水，会用勺子吃饭；
- 3岁：可以奔跑，越过障碍物，能骑小车，会洗手；
- 4岁：能奔跑，会爬梯子，基本会穿衣；
- 5岁：能单脚跳，会系鞋带。

牙齿发育规律

胎儿期牙齿已开始发育，胚胎第5 ~ 7周时，口腔位置会有一层上皮增生，这层上皮增生逐渐形成牙板。牙板内陷向下突起，细胞增生分化，形成一个个小圆球，这就是乳牙胚。还有一些恒牙的牙胚在胚胎4个月的时候也开始发育。因此，孕妈妈在孕期要注重营养补充，营养不足可能会影响孩子的乳牙牙胚和恒牙牙胚的发育。

乳牙萌出

乳牙共有20颗，按一定的顺序萌出，萌出时间也存在个体差异，4 ~ 12个月都有。一般来说，出生6个月左右萌出第一颗牙齿，2岁半左右乳牙全部萌出。从正中间向两侧分别是乳中切牙、乳侧切牙、乳尖牙、第一乳磨牙、第二乳磨牙。如果超过1周岁还未长出第一颗乳牙，或过了3周岁乳牙还没有出齐，家长应及时带孩子看牙医。

更换恒牙

到6岁左右，乳牙开始逐渐更换成恒牙。换牙从6岁左右开始，长出的第一颗磨牙是"六龄牙"，从正中门牙起，至第六位的磨牙，共有4颗，在口腔中起着关键作用，影响儿童颌骨发育。12～13岁萌出第二磨牙，换牙告一段落。17岁后萌出第三磨牙，即智齿。个别牙齿的萌出顺序略有差异，都是正常的。

乳牙萌出和换牙时间表

	牙齿名称	出牙时间	换牙时间
上	切牙	8～12个月	6～7岁
	侧切牙	9～13个月	8～9岁
	尖牙	16～22个月	11～12岁
	第一磨牙	13～19个月	10～11岁
	第二磨牙	25～33个月	10～12岁
下	切牙	6～10个月	6～7岁
	侧切牙	10～16个月	7～8岁
	尖牙	17～23个月	9～10岁
	第一磨牙	14～18个月	10～12岁
	第二磨牙	23～31个月	11～12岁

儿童智力发育规律

儿童的智力发育不可忽略，与先天因素和后天因素都有密切关系，一般包括感知发育、语言发育、性格发育和心理发育等方面。胎儿期主要是感觉功能的发育，婴儿期主要是感觉和运动功能的发育，幼儿期开始智力快速发育，学龄前期智力、语言、思维、社交等能力飞速发展。

感知发育

感知发育主要包括视力、听觉、嗅觉、触觉、味觉、空间和时间感知等方面。

儿童视觉发育规律

- 出生时：视物范围在20厘米以内，视野狭小，上下不超过15°，左右不超过30°。

- 1月龄：眼球可转动180°或360°，追随移动物体。

- 2月龄：视野逐渐增大，两眼能同时追随东西转动。

- 3月龄：可追视移动小物体，头眼开始协调。

- 4月龄：能够看自己的手，会伸手摸看到的东西。

- 5月龄：有视觉反应，可追随光影。

- 6月龄：能协调视觉，双眼可聚焦到成人水平，眼球发育逐渐成熟，可以分辨不同的方向。

- 9月龄：视力大约有0.1，能较长时间地看3.0~3.5米内的人物活动。

- 1岁：视力有0.2~0.4，视野宽度慢慢接近成人，可以指认颜色。

- 1.5岁：能注视悬挂在3米处的小玩具。

- 2岁：视力有0.5~0.6，能区别垂直线与横线，目光会跟踪落地物体。

- 3岁：视力大约达到0.6，部分可达1.0以上，有精细的视觉反射运动，能分辨基本色。

- 5岁：80%以上的儿童视力大约达到1.0，能分辨过渡色。

- 6岁：基本在1.0以上，视力逐渐成熟，清晰度增加，基本达到成人水平。

儿童听觉发育规律

- 胎儿6个月：听觉系统初步发育。

- 1月龄：出生24小时后对听觉的刺激1或2次就可以引起反应，会转动眼和头寻找声源。

- 2月龄：对声音反应敏锐，会做出不同的反应。

- 3月龄：能做应答式回答，家长可以讲故事给宝宝听。

- 4~5月龄：能分辨熟悉和陌生声音、男女声音，会聆听音乐，眼睛会朝着发出声音的方向看。

- 6~7月龄：能模仿声音，听到声音后会转头应答。

- 8~9月龄：能理解简单语言，能区别语声的意义。

- 10~12月龄：能听指令做出反应，听音乐摆动身体。

- 2岁后：听力发育逐渐完善，接近成人水平。

儿童触觉发育规律

- 胎儿4~5个月：触觉系统初步发育。

- 出生后：本能的触觉反应，如吸吮反射、抓握反射。

- 3月龄：用手触摸物体。

- 4~5月龄：能主动触拿物体，触觉和视觉协调。

- 6~7月龄：能够有目标抓取，啃手。

- 7~12月龄：能伸手拿玩具，触摸不同形状、不同质感的东西，并慢慢记住它们之间的不同。

- 1岁后：触觉和其他感觉协调，如果发布指令："把小兔给妈妈"，他可以通过听、看、摸顺利地完成任务。

- 2岁后：通过不断触摸，理解东西的用处。

- 学龄期后：达到成人水平。

儿童嗅觉发育规律

- 出生后：对不同的气味产生偏好，嗅到母乳的香味就会转头。

- 3~4月龄：能稳定地区别不同的气味。

- 7~8月龄：嗅觉更加灵敏，能辨别出芳香的气味。

- 1岁后：能建立食物条件反射，具有初步的嗅觉空间定位能力。

- 2岁后：能够很好地辨别各种气味。

- 3岁后：基本接近成人水平，但儿童的嗅觉发展会一直持续到成年期。

儿童味觉发育规律

- 胎儿7~8周：味觉已开始发育，羊水的味道会影响胎儿的味觉发育。

- 新生儿期：出生几小时后，就能对不同的味道产生不同的反应，能够辨认母乳和配方奶的不同。

- 1~3月龄：味觉已非常敏感，能分辨甜味和苦味，用舌头去探索外部世界。

- 4~6月龄：味觉更加敏感，喜欢咸味，但1岁内的婴儿要尽量少盐。

- 婴儿期和儿童期的味觉最发达，成年后味蕾逐渐减少，味觉功能逐渐减退。

儿童空间、时间感知发育规律

- 新生儿期：对不同形状的物体可以产生不同的反应，能确定方位。

- 2月龄后：对人的面孔、复杂的图形有视觉偏爱，方位感更明显。

- 6月龄后：能辨别出不同的人，方位感更明晰。

- 1岁半时：能理解大小的区别，分清白天和晚上。

- 2岁后：能用语言表达大小的差别，理解方位。

- 3岁后：能辨别上下。

- 4岁后：能辨别前后，理解早上、晚上、今天、明天等时间概念。

- 5岁后：能以自我为中心辨别左右。

- 6岁后：对一昼夜、周、月、年等时间有概念。

语言发育

语言发育除了与大脑发育关系密切外，还需要有正常的发音器官，后天因素的影响很大。

儿童语言发育规律

- 1月龄：开始发出a、o、e等音节。

- 2月龄：会笑，开始发出喉音。

- 3月龄：能咿呀发音。

- 4月龄：发音增多。

- 7～9月龄：能发出"妈妈""爸爸"等简单的复音。

- 10月龄：能喊出"妈妈""爸爸"，懂得呼唤亲人。

- 12月龄：能叫出简单的物品名。

- 15月龄：能说出简单几个词和自己的名字。

- 18月龄：能指出身体各部分名称。

- 2岁：能用2或3个字组成的名词表达意思、理解句子。

- 3岁后：能唱儿歌，句子复杂化。

性格发育

性格发育在婴幼儿时期常称为"个人-社会性行为发育"，主要包括依恋感、情绪反应、游戏等。

● 新生儿

个体会表现出不同的气质，在活动度、敏感性、适应性、睡眠等方面表现出个人特点。

● 婴儿期

此阶段的婴儿如果与亲人之间没有建立起依赖关系，就会产生不安全的心理状态，出现情绪问题。孩子在6个月以后已能忍耐饥饿，开始出现怕生的表现，知道和家人玩躲猫猫游戏；9个月后能较久地离开母亲，但也会拒绝让陌生人抱，知道玩拍手游戏；10~18个月与母亲分离时会出现焦虑情绪，可以独自玩耍。

● 幼儿期

自主感、羞愧、自我意识萌芽，"违拗性"与"依赖性"会交替出现。2~3岁的幼儿开始真正地发脾气，可以各玩各的玩具和游戏。3岁后喜欢两人对玩。

● 学龄前期

生活自理能力进一步提高，主动性加强，可产生失望与内疚的心情。4岁以后开始找伙伴玩；5~6岁时能自由地参加3人以上的竞赛性游戏。

影响儿童生长发育的因素

遗传因素

遗传因素主要指基因影响，对儿童的生长发育有着至关重要的作用，可决定儿童生长发育的潜能。比如父母身材的高矮、皮肤的颜色、毛发多少以及形态等，对子女都有一定程度的影响。儿童的身高、体重、体型、遗传疾病，甚至皮褶厚度、血压等方面，都与基因遗传有着密切的关系。

营养因素

营养是维持机体新陈代谢的基础，对儿童的生长发育有着重要作用。良好的营养成分可促进儿童体格和智力更好地发育，营养不足可导致生长发育迟缓、体重不足，过度营养又会导致肥胖症和健康问题。因此，儿童需要科学合理的饮食结构，否则不但会影响正常发育，而且会影响日后的智能发育。

社会因素

社会因素对儿童生长发育的影响是综合性和多方面的，不仅包括体格发育，还会影响心理发育和智力发育。这些社会因素通常包括地域间的差异性、城乡之间的差异性以及家庭间的差异性。

疾病因素

疾病对儿童生长发育的影响也很大，疾病的性质、缓急或者程度不同引起的后果也不同。如果儿童患有先天性疾病，不仅会影响体格发育，还会导致神经发育迟缓。

5 儿童应定期做好体检

定期做健康检查是了解儿童生长发育的关键环节，也是预防疾病、保障儿童健康成长的重要手段。通过检查，可了解儿童体格及神经发育状况、营养状况，并及早发现影响儿童生长发育的不利因素，还可发现有无先天性畸形及遗传疾病的存在。尤其是在婴幼儿时期，健康检查更是不可忽略。

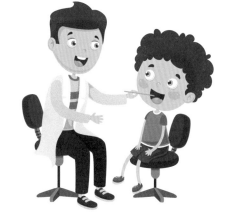

根据国家儿童保健技术规范要求，我国的新生儿在出生后24小时、3天、7天、15天和28天都会要求到社区健康中心或专业人员上门各检查一次。建议6月龄以下儿童每月检查一次；6月龄到1岁期间每2~3个月检查一次；1~3岁期间每6个月检查一次；3岁以上每年检查一次。

检查内容主要包括体格测量、全面的体格检查以及必要的实验室检查。根据儿童保健专业医生的专业指导，可以充分了解有关孩子的喂养、护理、保健和预防疾病、合理膳食、早期教育、促进智力发育的新理念等科学育儿知识，帮助儿童更健康地成长发育。

一般来说，如果3岁以前每年生长小于7厘米，3岁到青春期每年生长小于5厘米，可考虑为生长速度减慢。家长需及时发现问题，及时到正规医疗机构进行相关的生长发育评估及检测，以确定其影响因素，并给予及时的干预，以免孩子错失长高的关键期。

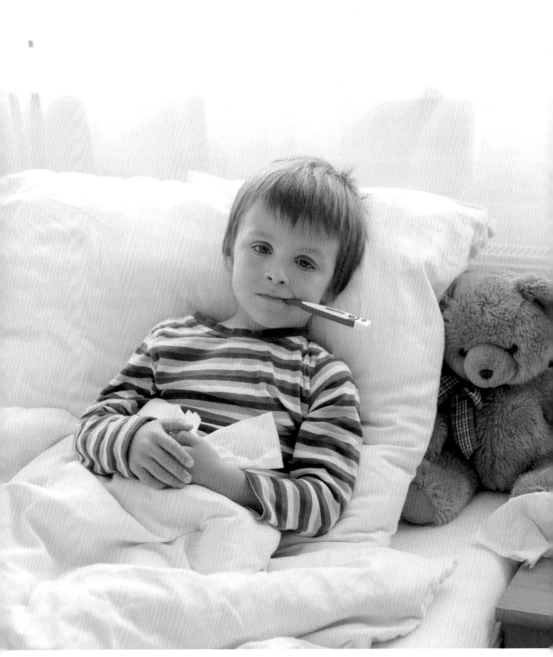

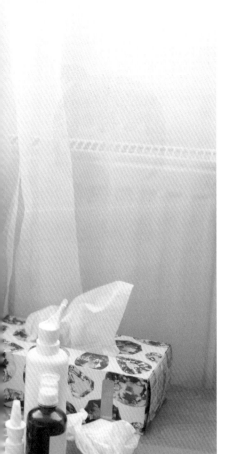

第2章

儿童用药医学常识

儿童的免疫力相对成人而言较低，容易生病，加上好动、好玩，生活中又难免出现磕磕碰碰等各种意外。所以说，家长如何正确、安全、有效地给儿童用药，也是一门大学问。充分了解儿童用药常识，不仅可以看懂医生的药单，还能轻松应对儿童高发病及各种意外情况。

1 儿童病理和病因特点

儿童的生理特点

中医将儿童的生理特点概括为"脏腑娇嫩，形气未充；生机蓬勃，发育迅速"。

"脏腑娇嫩"指儿童的五脏六腑尚显娇气、嫩弱；"形气未充"指儿童四肢百骸、骨骼筋肉、精血津液等形体结构尚未健全，肺气、脾气、肾气等生理功能活动又未完善。"脏腑娇嫩，形气未充"主要是说儿童的形态发育及生理功能都尚未成熟，处于不断完善的过程中。因此，儿童的机体适应性、自我调节能力弱小很多。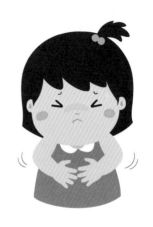

"生机蓬勃，发育迅速"主要是指儿童的生长发育速度非常快，比如儿童的身长、胸围、头围、思维能力、语言表达能力、肢体协调能力等方面生长发育迅速。

儿童的病理特点

儿童的病理特点主要体现在两方面：容易发病，病变迅速；脏气清灵，易趋康复。

正因为"脏腑娇嫩，形气未充"，儿童抵抗病邪侵袭能力和药物耐受能力较弱，因此常会被风寒或风热邪气侵袭，导致高热、鼻塞、流涕、咳嗽等症状，这就是"容易发病"的原因。而且病变也很迅速，一日之内虚实夹杂、寒热转化，如普通发热可以转化为厥证、实热证急惊风，也可迅速出现面色苍白、脉微肢冷等虚寒危象。

"脏气清灵，易趋康复"指儿童生机旺盛，病因单纯，少有七情（喜、怒、忧、思、悲、恐、惊）之害，对药物或其他诊疗反应敏捷，若能及时治疗、诊断正确、有效诊治和调理，身体康复会很快。

儿童的病因特点

儿童的病因特点主要包括先天因素、外感因素、食伤因素、情志因素、外伤因素等。

● 先天因素

先天因素是指儿童出生前已形成的病因，主要由胎产因素和遗传病因所致。

胎产因素一般指新生儿体弱，发育不良。早产会造成新生儿体重不足；产程中出现问题也会导致颅脑血肿、斜颈、窒息、不啼、不乳、多动、痴呆等疾病，如果母亲患有乙肝、风疹或水痘等，也可能会传给胎儿；以及其他药物或放射引起的致残、畸形、脑瘫等。

遗传是先天因素的主要病因。父母的基因缺陷可导致小儿先天畸形、免疫缺陷、代谢异常、过敏等疾病。

● 外感因素

儿童因外感因素致病者比较常见。外感因素主要包括风、寒、暑、湿、燥、火六淫和疫疠之气。

风为百病之长，其他外邪常与风邪相合为患。儿童肺常不足，最易为风邪所伤，引发肺系疾病。风寒、风热犯人，常见外感表证，正气不足则由表入里。暑为阳邪，其性炎热，易伤气阴；暑多夹湿，困遏脾气，缠绵难解。风寒湿或风湿热三气杂至，合为痹证。燥性干涩，化火最速，易伤肺胃阴津。火为热之极，六气皆从火化，儿童又易于感受外邪，故所患之热病最多。

疫疠之气指具有强烈传染性的病邪。与六淫不同，疫疠不是由气候变化所形成的致病因素，而是"毒"邪（病原微生物）经口鼻等途径进入体内致病。

● 食伤因素

儿童脾常不足，若饮食不知自节，或家长喂养不当，很容易被饮食所伤，产生脾胃病症。

又因常常挑食偏食，会造成偏嗜作疾，饮食营养不均衡，或过寒伤阳、过热伤阴、过辛伤肺、甘腻伤脾、肥厚生痰，少进蔬菜成便秘，部分食物过敏等。

若无规律生活、不按时饮食、饥饱不均匀，儿童的脾胃因不能耐受而受损，婴儿期未能用母乳喂养，或未按时添加辅食，或任意纵儿所好，都易于造成脾气不充而受损，好发脾胃病症。若脾胃生化乏源，还会进一步引起肺、肾、心、肝诸脏不足而生病。

饮食不洁也是儿科常见的病因。比如脏手取食，或误进污染、变质等食物，会导致吐泻、腹痛、肠道虫症等肠胃疾病，以及细菌性痢疾、伤寒、病毒性肝炎等传染病。

● 情志因素

儿童多心思单纯，受七情六欲之伤并不多见，但心怯神弱，最常见的情志所伤是惊恐。比如婴幼儿乍见异物、骤闻异声，易致惊伤心神，出现夜啼、心悸、惊惕、抽风等病症，或使已有的肝风惊厥发作加剧。

若长时间缺少家庭关爱，易致忧思过度，损伤心脾，出现厌食、孤独、忧郁等病症；若家长过于溺爱，又会使儿童社会适应能力差，造成心理障碍；若家长期望值过高，儿童心理负担过重，则易于产生精神行为障碍类疾病。

● 外伤因素

儿童生性好奇，自我保护意识又弱，很容易发生各种意外。比如，小婴儿哺乳时不小心堵住口鼻、被褥堵住口鼻都很可能造成窒息；日常摔倒、磕磕绊绊、打架等行为都很容易受伤、骨折等；烧烫伤、触电、溺水、交通事故、坠落、动物咬伤、中毒、气道梗阻等意外更是屡见不鲜。

儿童各阶段用药大不同

胎儿期如何用药

胎儿期用药主要受母体因素影响，大多数药物会经胎盘转运进入胎儿体内，进而影响胎儿大脑、神经系统、外生殖器官等发育。因此，孕妈妈应学会科学用药，否则容易造成胎儿畸形、流产等。

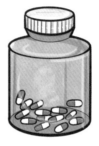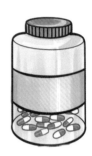

母体用药主要通过胎盘对胎儿产生影响。胎盘是将母体血与胎儿血隔开的屏障，由羊膜、叶状绒毛膜和底蜕膜构成。这层屏障虽然可阻止有害物质进入胎儿体内，但并不牢固，很多药物基本都能够通过胎盘屏障而影响胎儿发育。

另外，药物影响胎儿还与其自身发育有关。比如：肝脏的代谢能力和解毒能力都很低，某些必须通过肝脏代谢而解毒的药物易使胎儿中毒；血脑屏障功能也不健全，药物容易影响胎儿中枢神经系统的发育；肾脏排泄药物能力不足，药物容易在胎儿体内积累。

妊娠期前3个月更是孕妈妈用药的危险时期，此时胎儿正处于发育形成期，易受药物影响，引起畸形、流产等。胎儿期孕妈妈应尽量不用药物，生病用药一定要遵医嘱，不要擅自用药。因病情必须用药时，应尽量缩短疗程，避免长期服用。

新生儿期如何用药

新生儿与母体脱离联系之后，就开始了独立适应外界环境的阶段。新生儿的生理功能也面临着重大调整，比如肺呼吸的建立、血循环的改变、消化和排泄功能的开始等。

但此时期的新生儿机体各器官功能尚不成熟，对生长发育有影响的药物应谨慎使用，以免影响肝、肾、脑等功能。新生儿皮肤薄，容易吸收皮肤局部用药，应注意不要大量使用。新生儿口服药物吸收的效果差异较大，有些药物肠道并不能完全吸收；新生儿周围血循环不足，所以皮下注射和肌肉注射也会影响药物吸收与分布，一般多采用静脉给药方式，吸收快，药效可靠。

另外，新生儿肝肾功能发育不全，药物排泄慢，需避免使用损害肝肾功能的药物，用药量、疗程都要专业、科学、合理，不宜过大、过久。一般来说，新生儿服药时，一剂可分为多次，在两次喂奶之间喂服。

母乳喂养的新生儿，虽然与母体脱离了直接联系，但有些药物可通过母乳进入新生儿体内，所以母乳喂养的妈妈服用药物时，必须考虑对新生儿的影响，尽量避免用药。如果病情不断，或者病程很长，需长时间服用药物，可考虑断奶，改用奶粉喂养。

婴幼儿期如何用药

婴幼儿期主要指1月龄～3岁的宝宝。此阶段的婴幼儿正处在生理和代谢过程迅速变化的阶段，体格生长加快，各器官功能也渐趋完善，代谢较快，容易发生功能紊乱，不当用药会影响正常生长发育。一般婴幼儿期用药都会根据年龄、体重、体表面积来计算剂量。

此阶段的婴幼儿吞咽功能较弱，用药时多使用糖浆类、混悬液等药物，应避免使用片剂或者胶囊类药物，以免噎住或窒息。

肝肾功能发育不成熟，一些会损害肝肾功能的药物尽量避免使用或长期使用。

血脑屏障发育不完全，应避免使用会抑制中枢神经发育的药物，必要时应进行血药浓度监测，防止影响智力发育、造成听神经受损。

四环素、喹诺酮类药物应避免使用，会影响牙齿、骨骼的发育。

婴幼儿期呼吸道狭窄，发生呼吸道感染时应以祛痰为主，保持呼吸道通畅；

选用止咳药时，应谨慎使用中枢性镇咳药，以防气道阻塞，喘憋加重。

治疗腹泻时，不宜过早使用止泻剂，以免使肠道毒素吸收增加，而加重全身中毒症状；治疗便秘时，应以调整饮食为主，不宜轻易使用导泻剂。

此阶段的婴幼儿虽然比新生儿用药广泛，但卫生意识差，抵抗力又低，很容易患上呼吸道感染、肺炎、腹泻、手足口病等感染性疾病，用药时尽量遵医嘱，避免擅自用药。

学龄前期儿童如何用药

学龄前期儿童主要指3岁至六七岁的孩子。此阶段儿童用药多使用溶液剂、糖浆剂、混悬剂、泡腾剂等。

学龄前儿童正处在生长发育阶段，新陈代谢旺盛，对一般药物的排泄比较快。但对水及电解质的代谢功能较差，应避免使用酸碱类药物，否则容易引起失调；如果应用利尿剂，容易出现低钠、低钾现象，不能长期用药，需间歇给药，且剂量不宜过大。

避免长期使用可的松、泼尼松（强的松）等肾上腺皮质激素，长期使用雄激素会使骨骺闭合过早，影响儿童生长发育。四环素可引起牙釉质发育不良和牙齿着色变黄，也应避免使用。

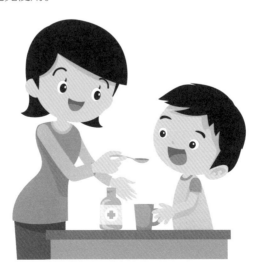

儿科常用药物剂型及选择

　　儿童用药常见剂型种类也不少，主要有滴剂、混悬剂、糖浆、颗粒剂、片剂、胶囊、栓剂、散剂等。一般6岁以下的儿童因吞咽功能尚不完善，建议多选用颗粒剂、糖浆、混悬剂、滴剂、散剂、栓剂等，以免引起窒息。

滴剂

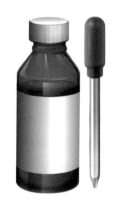

　　优点：药物浓度高，服用剂量小，更适合婴幼儿服用。既方便又有效，可用量具直接滴入口中。

　　缺点：滴剂属于溶液剂，易发生霉变、沉淀、细菌污染。

　　储存方式：保存时要注意温度、湿度，应存放于干燥阴凉处，避免阳光直射、细菌污染。

　　注意事项：开封后的滴剂的有效期不能按正常保质期计算，会缩短，应尽快服用，并在服用前观察有无不正常沉淀。

　　常用药物：伪麻美芬滴剂

混悬剂

　　优点：胃肠道吸收迅速，起效快，不良反应少。按量取药，服用方便，适合儿童使用。

　　缺点：药物微粒分散度大，处于不稳定状态，易霉变和产生沉淀，毒性药物不能制成混悬剂。

　　储存方式：保存时须注意温度及湿度，应置于阴凉处，避免阳光直射，防止变质。

　　注意事项：开封后药物的有效期不能按正常保质期计算，会缩短，应尽快服用，并在服用前观察有无不正常沉淀。

代表药物：布洛芬混悬剂

糖浆剂

优点：含有糖分，苦味小，口感好，儿童易接受。胃肠刺激小，起效快。

缺点：不易保存、运输和携带，因含糖等营养成分，易霉变、细菌污染。剂量不好掌握，不适合病情严重的儿童。

储存方式：应放在阴凉处，避免阳光直射和细菌污染。

注意事项：开瓶后应尽快服用，开封1～2个月后没用完应弃用，服药前要注意检查有无不正常沉淀。

代表药物：氯雷他定糖浆剂

颗粒剂

优点：一般会添加口感好的添加剂，可溶解于水中，吸收快、显效迅速，方便儿童服用。与液体制剂相比，性质更稳定，方便携带、保存，剂量易控制。很多中成药都是颗粒剂，可保证药效，又不需要煎煮，更方便服用。

缺点：易受潮、易结块变质，需注意存储的温度、湿度和保存方式。保质期一般比较短，服用时应注意是否在有效期内。

储存方式：应存放于阴凉处，避免阳光直射而变质。

注意事项：开封后应尽快服用，如果开袋分次服用，可用密封条封住开口。

代表药物：阿莫西林颗粒、感冒颗粒

片剂

优点：药物成分含量大、药性稳定，剂量准确，也比较便宜。受温度、湿度等环境因素的影响小，方便携带、服用。

缺点：儿童吞咽功能尚不完善，较难学会服用片剂，易引起窒息。因儿童用药量小，有时一片需分割成几等份，不方便等量分割。

储存方式：应贮存于避光阴凉处，防止受潮、受光照变质。

注意事项：肠溶衣的片剂、双层糖衣的片剂、缓释片剂、多酶片等特殊剂型的片剂，不能掰碎或碾碎服用。

代表药物：氯化钾片

泡腾片

优点：放入水中后会冒出气泡，婴幼儿因好奇反而乐于接受服用。

缺点：泡腾片有一定的黏附性，在未完全分解的情况下，更容易黏附在喉管上，导致呼吸道堵塞而引起窒息。

储存方式：应存放于避水干燥处，并且避光密封。

注意事项：严禁直接口服或含服，防止堵塞呼吸道。

代表药物：维生素C泡腾片

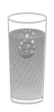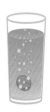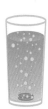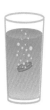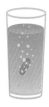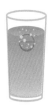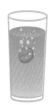

咀嚼片

优点：多加入糖果味香料，儿童容易接受，但不适合婴幼儿服用。

缺点：对于年龄小的儿童来说，咀嚼片有堵塞的风险，而且类似于糖果味，容易吸引孩子当糖吃而服用过量。

储存方式：易潮解，应密封放在干燥阴凉处保存。

注意事项：要妥善保管咀嚼片，放在孩子不易找到的地方，以免孩子把药当糖吃。

代表药物：对乙酰氨基酚咀嚼片

胶囊剂

优点：胶囊剂一般可掩盖药的苦味，药物稳定性更高，价格相对较低，起效快，便于携带。胶囊可保护药物不被胃酸破坏，对肠胃刺激较小，不易损伤胃黏膜。

缺点：胶囊剂比较大，不建议拆开服用，小一点的儿童服用会比较困难。

储存方式：胶囊受热、受潮后容易粘连、变形或破裂，存储时要保持环境清洁干燥，存放于阴凉处。

注意事项：不适合婴幼儿及小一点儿的儿童使用，家长切勿自行给儿童服用胶囊药物或里面的粉末，应遵医嘱。

代表药物：红霉素胶囊

栓剂

优点：不受消化道分泌液及食物等外物干扰，比口服剂吸收更快，药效较长；有效成分由直肠黏膜吸收，直接进入血液循环，对胃肠道刺激小，减少对肝脏和肾脏的损伤。比较适合不能口服药剂的儿童，以及怕打针服药的婴幼儿。

缺点：使用、保存不方便，温度过高时易软化变形，温度过低或环境过于干燥时又容易开裂。

储存方式：应在30℃以下的常温处密封保存，并控制好相对湿度。

注意事项：在给婴幼儿使用栓剂前，家长要清洗双手，剪短指甲，以免划伤皮肤。

代表药物：布洛芬栓剂

散剂

优点：粉碎程度高，易分散、起效快，剂量易控制，便于儿童服用。

缺点：易吸湿、结块，甚至变色、分解，从而影响疗效。

储存方式：应存放于阴凉干燥处，定期检查常备药物。

注意事项：散剂分为口服和外用，使用前一定要分清给药途径。

代表药物：蒙脱石散

家庭常备儿童药物

退热药

退热药的作用主要是帮助散热，降低体温，一般也具有镇痛作用。

● 泰诺林（对乙酰氨基酚混悬滴剂）

主要用于1岁以上儿童因感冒引起的发热，也可用于缓解轻至中度疼痛。

※ **用法用量（口服）**

年龄／周岁	体重／千克	用量／（毫升／次）	次数／日
1～3	10～15	1～1.5	持续发热或疼痛，可间隔4～6小时重复用药1次。24小时内不超过4次
4～6	16～21	1.5～2.0	
7～9	22～27	2.0～3.0	
10～12	28～32	3.0～3.5	

※**注意事项**

（1）1岁以下婴幼儿应在医师指导下使用。

（2）用于解热连续使用不超过3天，用于止痛连续使用不超过5天，症状未缓解请咨询医师或药师。

（3）不能同时服用其他含有解热镇痛成分的药品（如某些复方抗感冒药），以避免药物过量或导致毒性协同作用。

（4）如果长期或过量使用，可引起严重肝损伤。

（5）严重肝肾功能不全者、对阿司匹林过敏者、对对乙酰氨基酚或制剂中其他成分过敏者禁用。

（6）常见不良反应包括偶发皮疹、荨麻疹、药热及粒细胞减少，极罕见转氨酶升高。

（7）其他不良反应包括超敏反应、过敏、痒疹、固定皮疹。

（8）服用本品期间不得饮酒或饮用含有酒精的饮料。

● 美林（布洛芬混悬滴剂）

主要用于3岁以下婴幼儿的退热，可缓解因感冒等引起的轻度头痛、咽痛及牙痛等症状。

※ 用法用量（口服）

年龄	体重 / 千克	用量 /（毫升 / 次）	次数 / 日
6 月龄以下		遵医嘱	持续发热或疼痛，可间隔 6 ~ 8 小时重复用药 1 次。每 24 小时不超过 4 次
6 ~ 11 月龄	5.5 ~ 8.0	1.25（1 滴管）	
12 ~ 23 月龄	8.1 ~ 12.0	1.875（1.5 滴管）	
2 ~ 3 岁	12.1 ~ 15.9	2.5（2 滴管）	

※ 注意事项

（1）6个月以下婴幼儿用量需遵医嘱。

（2）连续用药3天以上，发热或疼痛仍未缓解，需及时就医。

（3）偶有皮疹和耳鸣、头痛及转氨酶升高等不良反应。

（4）服用剂量不应超过推荐剂量，否则可能引起头痛、呕吐、倦怠、低血压及皮疹等。过量服用应立即请医生诊治。

（5）已知对本品过敏者禁用。

（6）服用阿司匹林或其他非甾体类抗炎药后诱发哮喘、荨麻疹或过敏反应的患者禁用。

（7）有应用非甾体类抗炎药后发生胃肠道出血或穿孔病史的患者禁用。

（8）有活动性消化道溃疡或出血，或者既往曾复发溃疡或出血的患者禁用。

（9）重度心力衰竭患者、心脏围手术期禁用。

（10）有消化道溃疡病史者、肾功能不全患者、心功能不全患者及高血压患儿慎用。

镇咳药

镇咳药一般可分为中枢性镇咳药、外周性镇咳药，以及一些中成药类。中枢性镇咳药包括右美沙芬，以及含有可待因成分的镇咳药。外周性镇咳药包括那可丁、苯丙哌林等。中成药镇咳药主要有复方甘草口服溶液、川贝枇杷膏、强力枇杷露等。婴幼儿不适合使用中枢性镇咳药。过敏性咳嗽应选用抗过敏药。

● 川贝止咳露

主要用于肺热咳嗽、痰多色黄，有止咳祛痰的作用。

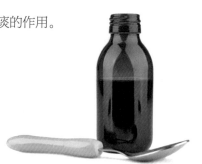

※ 用法用量

口服。一次15毫升，一日3次。

※ 注意事项

（1）婴幼儿使用需遵医嘱。

（2）风寒咳嗽者不宜服用。

（3）若服用3天症状无改善，应及时就医。

（4）对本品过敏者禁用，其他过敏体质者慎用。

（5）忌烟、酒、辛辣食物等。

● 川贝枇杷膏

主要用于风热犯肺、痰热内阻所致的咳嗽，以及痰黄、咽喉肿痛等感冒、支气管炎症状。有清热宣肺、化痰止咳等效果。

※ 用法用量

口服。一次10毫升，一日3次。

※ 注意事项

用药禁忌及不良反应尚不明确。

● 肺宁颗粒

清热祛痰、止咳，用于慢性支气管炎咳嗽。

※ 用法用量

开水冲服，一次10克，一日3次。

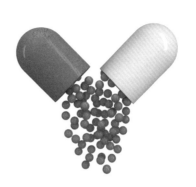

※ 注意事项

（1）不良反应尚不明确。

（2）糖尿病患者禁服。

● 氢溴酸右美沙芬

用于干咳，包括上呼吸道感染（如感冒和咽炎）、支气管炎等引起的咳嗽。

※ 用法用量

口服，每次5~15毫克，一日3~4次。

※ 注意事项

（1）哮喘患者禁用。

（2）心、肺、肝功能不全者慎用。

祛痰药

祛痰药的主要作用是改变痰中的黏性成分，降低痰的黏稠度，使痰易于咳出。祛痰药容易引起恶心、呕吐等反应，婴幼儿需按剂量服用，以免引起呛咳，甚至窒息。

● 易坦静（氨溴特罗口服溶液）

用于治疗急慢性支气管炎、支气管哮喘、肺气肿等急慢性呼吸道疾病引起的咳嗽、痰液黏稠、排痰困难、喘息等症状。

※ 用法用量

口服。

12岁以下儿童：每次2.5~15毫升，一日2次。

12岁以上儿童：每次20毫升，一日2次；明显好转后可减至每次10毫升，一日2～3次；严重呼吸困难患者，最初2～3天可口服每次20毫升，一日3次。

※ 注意事项

（1）偶见头痛、手颤、嗜睡、不安、头晕、失眠、兴奋、四肢发麻等不良反应。

（2）偶见心悸、心动过速、血压升高、心律不齐等不良反应。

（3）偶见过敏性皮疹，且在部分特异体质患者中可发生全身性过敏，表现为瘙痒、支气管痉挛、低血压、虚脱等，此时应停药。

（4）偶见ALT（谷丙转氨酶）、AST（谷草转氨酶）升高，倦怠、胃肠不适等。

（5）运动员、对本品过敏者禁用。

（6）肥厚型心肌病、甲状腺功能亢进症、高血压、心脏疾病（心功能不全、心律不齐等）、糖尿病、重度肾功能不全患者慎用。

● 盐酸氨溴索口服溶液

适用于痰液黏稠不易咳出者。

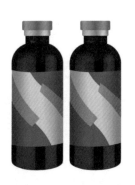

※ 用法用量

口服，最好在进餐时服用。

1～2岁儿童：每次2.5毫升，一日2次。

3～6岁儿童：每次2.5毫升，一日3次。

7～12岁儿童：每次5毫升，一日2～3次。

12岁以上儿童：每次10毫升，一日2次。

※ 注意事项

（1）应避免与中枢性镇咳药（如右美沙芬等）同时使用，以免稀化的痰液堵塞气道。

（2）7日后未见好转，应及时就医。

（3）对本品过敏者禁用，过敏体质者慎用。

（4）肾功能受损患者应遵医嘱。

平喘药

平喘药通过缓解平滑肌痉挛和扩张支气管，可以起到缓解哮喘的作用，主要用于支气管哮喘等症状。

● 吉舒（布地奈德吸入气雾剂）

主要用于支气管哮喘。

※ 用法用量

吸入给药。

2~7岁儿童：每日200~400微克，分2~4次使用。

7岁以上儿童：每日200~800微克，分2~4次使用。

※ 注意事项

（1）对本药成分过敏者禁用。

（2）肺结核、气道真菌和霉菌类感染者应慎用。

（3）运动员慎用。

● 顺尔宁（孟鲁司特钠咀嚼片）

适用于2~14岁儿童哮喘的预防和长期治疗，可用于对阿司匹林敏感的哮喘患者以及预防运动诱发的支气管收缩。还可用于减轻2~14岁儿童的季节性过敏性鼻炎和常年性过敏性鼻炎。

※ 用法用量

2~5岁哮喘和/或过敏性鼻炎患者：每日1次，每次1片（4毫克）。

6~14岁哮喘和/或过敏性鼻炎患者：每日1次，每次1片（5毫克）。

※ 注意事项

（1）哮喘患者应在睡前服用。

（2）过敏性鼻炎患者可根据需要服药。

（3）同时患有哮喘和过敏性鼻炎者应每晚用药1次。

（4）对本品中任何成分过敏者禁用。

（5）不应用于治疗急性哮喘发作。

抗过敏药

抗过敏药主要用于因各种抗原性物质（如螨虫、花粉等）引起的过敏反应性疾病。抗过敏药分为：第一代抗组胺药物，如氯苯那敏（扑尔敏）和异丙嗪等；第二代抗组胺药物，如氯雷他定、西替利嗪等；第三代抗组胺药物，如左旋西替利嗪、地氯雷他定等。

● 马来酸氯苯那敏片（扑尔敏）

本品适用于皮肤过敏症，以及过敏性鼻炎、药物及食物过敏等。

※ 用法用量

口服。儿童推荐剂量：参照体重每日0.35毫克/千克，分3～4次服用。

※ 注意事项

（1）新生儿、早产儿不宜使用，儿童剂量请向医师或药师咨询。

（2）主要不良反应为嗜睡、口渴、多尿、咽喉痛、困倦、虚弱感、心悸、皮肤瘀斑、出血倾向等。

（3）膀胱颈梗阻、幽门十二指肠梗阻、甲状腺功能亢进、青光眼、消化性溃疡、高血压患者和前列腺肥大者慎用。

（4）如服用过量或出现严重不良反应，应立即就医。

（5）对本品过敏者禁用，过敏体质者慎用。

（6）本品性状发生改变时禁止使用。

（7）请将本品放在儿童不能接触的地方。

（8）如正在使用其他药品，使用本品前请咨询医师或药师。

● 氯雷他定糖浆（开瑞坦）

主要用于缓解过敏性鼻炎相关的症状，以及减轻慢性荨麻疹等其他过敏性皮肤病的症状及体征。

※ 用法用量

口服。

2 ~ 12 岁儿童：

体重 > 30 千克：每天 1 次，每次 10 毫升。

体重 < 30 千克：每天 1 次，每次 5 毫升。

12 岁以上儿童：每天 1 次，每次 10 毫升。

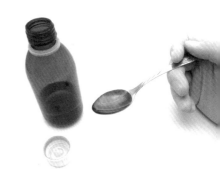

※ 注意事项

（1）2 岁以下儿童用药请遵医嘱。

（2）在做皮试前约 48 小时应中止使用本品，因为抗组胺药能阻止或降低皮试的阳性反应发生。

（3）常见不良反应有乏力、头痛、嗜睡、口干、胃肠道不适、恶心、胃炎及皮疹等。

（4）对本品过敏者禁用，过敏体质者慎用。

（5）严重肝功能不全患者请在医生指导下使用。

● 地氯雷他定糖浆

主要用于缓解慢性特发性荨麻疹及过敏性鼻炎的全身及局部症状。

※ 用法用量

口服。

1 ~ 5 岁儿童：每日 1 次，每次 2.5 毫升（1.25 毫克）。

6 ~ 11 岁儿童：每日 1 次，每次 5 毫升（2.5 毫克）。

12 岁以上儿童：每日 1 次，每次 10 毫升（5 毫克）。

※ 注意事项

（1）地氯雷他定可与食物同时服用。

（2）偶见腹泻、发热、皮疹、口干、心悸、失眠等不良反应。

（3）对本品活性成分或辅料过敏者禁用。

（4）由于抗组胺药能消除或减轻皮肤对所有变应原的阳性反应，因而在进行任何皮肤过敏性试验前48小时，应停止使用本品。

（5）严重肾肝功能损伤、膀胱颈阻塞、尿道张力过强、前列腺肥大、青光眼患者应遵医嘱用药。

（6）不建议1岁以下儿童服用。

抗菌药

抗菌药主要指对细菌和其他微生物具有抑制和杀灭作用的药物。

● 阿莫西林颗粒

适用于溶血性链球菌、肺炎链球菌、葡萄球菌或流感嗜血杆菌所致的中耳炎、鼻窦炎、咽炎、扁桃体炎等上呼吸道感染，以及其他疾病。

※ 用法用量

口服。

新生儿和早产儿：每次口服50毫克。

3个月以下婴儿：一日剂量按体重30毫克/千克。

小儿：一日剂量按体重20～40毫克/千克，每8小时1次。

※ 注意事项

（1）婴幼儿用药需遵医嘱。

（2）对青霉素过敏者禁用。

（3）有哮喘、花粉症等过敏性疾病史者慎用。

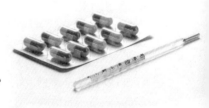

（4）肾功能严重损害时可能需调整剂量。

● 头孢克洛干混悬剂

适用于各种病菌引起的中耳炎、下呼吸道感染（包括肺炎）、上呼吸道感染（咽炎和扁桃体炎等）、尿道感染等疾病症状。

※ 用法用量

口服。

按照儿童体重，每天20～40毫克/千克，一日3次，每8小时1次，但每天总量不可以超过1克。

※ 注意事项

（1）对本品及其他头孢菌素类过敏者禁用。

（2）长期使用头孢克洛会使不敏感菌株大量繁殖，治疗期间应防止发生双重感染。

（3）严重肾功能不全患者要慎用。

（4）对于有胃肠道病史（特别是结肠炎）的病人，使用抗生素要慎重。

激素类药

激素类药主要用于抗炎、抗病毒、抗休克、免疫抑制、解热等。主要包括：可的松、泼尼松、地塞米松等肾上腺糖皮质激素；雌激素药物、雄激素药物等性激素药物；左甲状腺素、甲状腺素片等甲状腺激素药物。不良反应较大，婴幼儿非必要不建议使用此类药物。一般在治疗湿疹时会用到激素类药物。

● 氢化可的松乳膏

用于过敏性皮炎、湿疹、神经性皮炎及瘙痒症等。

※ 用法用量

外用：涂于患处轻揉片刻，一日2～4次。

※ 注意事项

（1）儿童、孕妇及哺乳期妇女避免长期大面积使用。

（2）长期使用可引起局部皮肤萎缩、毛细血管扩张、色素沉着、毛囊炎、口周皮炎以及继发感染。

（3）脓疱病、体癣、股癣等感染性皮肤病禁用。

（4）对本品过敏者禁用。

（5）用药一周后症状未缓解，请咨询医师。不宜长期使用，并避免全身大面积使用。

（6）涂抹部位如有灼烧感、瘙痒、红肿等，应停止用药并洗净用药处。

泻药

泻药主要用于加强肠胃蠕动、软化粪便，从而促进排便。

● **乳果糖口服溶液**

主要用于慢性功能性便秘。

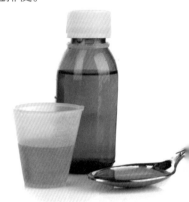

※ **用法用量**

口服。

1岁儿童：每次1.5克，一日1～2次。

2～5岁儿童：每次3克，一日1～2次。

6～12岁儿童：每次5克，一日1～2次。

※ **注意事项**

（1）应注意使用剂量，过大可引起腹部不适、胃肠胀气、厌食、恶心、呕吐及腹痛、腹泻、电解质紊乱等。

（2）患有急性炎症性肠病（如溃疡性结肠炎、克罗恩病）、肠梗阻或亚阻塞综合征、消化道穿孔、阑尾炎、不明原因的腹痛、急腹痛及同时使用其他导泻剂者禁用。

（3）糖尿病、半乳糖血症患者禁用。

（4）对乳果糖及其组分过敏者禁用。

（5）尿毒症患者禁用。

（6）乳糖或半乳糖不耐受者、果糖不耐受者、乳糖酶缺乏者，或葡萄糖/半乳糖吸收不良综合征患者禁用。

● 开塞露（含甘油）

用于便秘。

※ 用法用量

直肠塞入用药。取下瓶盖，涂以油脂少许，缓慢插入肛门，将药液挤入直肠内。儿童一次半支。

※ 注意事项

（1）瓶口应光滑，以免擦伤肛门或直肠。

（2）对本品过敏者禁用，过敏体质者慎用。

（3）将本品放在儿童不能接触的地方，儿童必须在成人监护下使用。

止泻药

止泻药主要用于治疗腹泻，通过减少肠蠕动或保护肠道免受刺激而达到止泻效果。

● 蒙脱石散

用于儿童急、慢性腹泻。

※ 用法用量

口服。将本品倒入半杯温开水（约50毫升）中混匀。治疗急性腹泻时首次剂量应加倍。

1岁以下儿童：每日1袋，分3次服。

1~2岁儿童：每日1~2袋，分3次服。

2岁以上儿童：每日2~3袋，分3次服。

※ 注意事项

（1）儿童急性腹泻服用本品1天后、慢性腹泻服用本品2~3天后症状未改善，请咨询医师或药师。

（2）如服用过量或出现严重不良反应，应立即就医。

（3）治疗急性腹泻时，应注意纠正脱水。

（4）如果同服肠道杀菌药时，请咨询医师。

（5）少数人可能产生轻度便秘。

（6）如出现便秘，可减少剂量继续服用。

（7）对本品过敏者禁用，过敏体质者慎用。

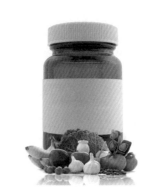

● 枯草杆菌二联活菌颗粒（妈咪爱）

主要用于消化不良、食欲不振、肠道菌群紊乱引起的便秘等症状。

※ 用法用量

口服。用40℃以下温开水或牛奶冲服，也可直接服用。

2岁以下儿童：一次1袋，一日1～2次。

2岁以上儿童：一次1～2袋，一日1～2次。

※ 注意事项

（1）不满3岁的婴幼儿不宜直接服用。

（2）直接服用时应注意避免呛咳。

（3）本品为活菌制剂，勿置于高温处，溶解时水温不宜超过40℃。

（4）对本品过敏者禁用，过敏体质者慎用。

五官科药

五官科用药主要包括耳鼻咽喉的局部用药，居家用药较多，不仅治疗迅速、有效，且全身不良反应少，操作也比较简单。

● 妥布霉素滴眼液 / 眼膏（托百士）

用于眼部发炎、细菌感染等。

※ 用法用量

滴眼液：滴眼，每次1～2滴，一日2～3次。

眼膏：涂于眼睑内，一日3次。

※ 注意事项

（1）滴眼液可与眼膏联合使用，即白天用滴眼液，晚上用眼膏。

（2）本品不宜长时间使用。

（3）如果出现二重感染，应及时给予适当的治疗。

（4）如果出现过敏反应，应立即停止用药。

金霉素眼膏

用于各种细菌导致的浅表眼部感染，也可用于沙眼衣原体所致的沙眼，以及急、慢性角膜炎和结膜炎等。

※ 用法用量

滴眼，每次1~2滴，一日3~4次。

※ 注意事项

（1）用药部位可出现轻微刺激感。

（2）应用本品后可感到视力模糊。

（3）偶见过敏反应，出现眼充血、眼痒、水肿等症状，应停药就医。

（4）本品仅限眼部使用，不宜长期连续使用，若使用5日后症状未缓解，应停药就医。

（5）急性或慢性沙眼的疗程应为1~2个月或更长。眼膏可作为夜间治疗用药，以保持感染部位与药物接触较长时间。

（6）当本品性状发生改变时禁用。

（7）有四环素类药物过敏史者禁用。

生理性海水鼻炎喷剂

主要用于治疗鼻炎，缓解过敏性鼻炎、慢性单纯性鼻炎等原因引起的鼻腔不通气症状。减轻鼻腔黏膜水肿，保持鼻腔湿润和清洁鼻腔。本品不含激素，长期使用也不会产生依赖，是一类比较安全的鼻腔喷雾剂。

※ 用法用量

喷鼻，每次每鼻孔1~2喷，一日3次。

※ 喷鼻方法

孩子身体竖直，头微微前倾，方便冲洗后喷洗液流出。

先将孩子鼻腔内分泌物擤净。如果鼻腔内有干痂，可用温水清洗浸泡，待干痂变软后再滴药。

用右手喷左边鼻孔，用左手喷右鼻孔，对准鼻甲部位，应避开鼻中隔。

尽量使药液顺着鼻孔一侧慢慢流下，以免药液直接流入咽部。

大童可以拿纸巾按住一侧鼻孔，擤另一边的鼻涕。

如果是小婴儿，需要两个家长配合。让婴儿坐在一个家长的膝盖上，一手护住肚子和双手，一手护住额头，另一个家长快速喷洗，喷完用吸鼻器清理鼻腔。

※ 注意事项

（1）应尽量避免对着鼻中隔喷，否则容易造成鼻中隔黏膜的机械性损伤，可能会鼻出血。

（2）如有部分液体进入喉咙也无碍，因为本品成分与人体体液的pH值相近，每一种微量元素都是人体所需的。

● 氯霉素滴耳液

主要用于治疗敏感细菌感染引起的外耳炎、急慢性中耳炎。

※ 用法用量

滴耳，每次2~3滴，一日3次。

※ 注意事项

（1）偶见过敏反应，应立即就医。

（2）对本品过敏者禁用。

（3）如耳内分泌物多时，应先清除，再滴入本品。

（4）使用后应拧紧瓶盖，防止污染。

（5）因氯霉素具有严重的骨髓抑制作用，孕妇及哺乳期妇女慎用。

（6）新生儿和早产儿禁用。

（7）与林可霉素类或红霉素类等大环内酯类抗生素合用可发生拮抗作用，因此不宜联合应用。

维生素和营养药

通常情况下，儿童一般不会缺乏维生素或营养，这些必需维生素和营养药物中的主要成分都可以从饮食中获取。如果有缺乏，多因过度挑食、偏食所致。除了均衡饮食、多吃水果蔬菜之外，需要补充维生素和微量元素时应遵医嘱服用，比如多维元素片、葡萄糖酸锌口服液等。

● 维生素 AD 滴剂

用于预防和治疗维生素A及维生素D缺乏症，如佝偻病、夜盲症及小儿手足抽搐症。

※ 用法用量

浓滴剂：3岁以下，每次5滴，一日1或2次；3岁以上，每次5～15滴，一日1或2次。

胶丸：1岁以上，一日1粒。将软囊滴嘴开口后，滴入婴儿口中，也可直接嚼服胶丸。

肌肉注射：3岁以下，每次0.5毫升；3～12岁，每次0.5～1.0毫升。

具体服用应遵医嘱。

※ 注意事项

（1）必须按推荐剂量服用，不可超量服用。滴剂1克（约30滴）含维生素A 10000U、维生素D 5000U。其他剂型维生素A与维生素D的配比都不相同。

（2）长期过量服用可产生慢性中毒。早期表现为骨关节疼痛、肿胀、皮肤瘙痒、口唇干裂、发热、头痛、呕吐、便秘、腹泻、恶心等。如服用过量或出现严重不良反应，应立即就医。

（3）心肾功能不全、慢性肾功能衰竭、高钙血症、高磷血症伴肾性佝偻病者禁用。

（4）对本品过敏者禁用，过敏体质者慎用。

（5）本品性状发生改变时禁止使用。

● 葡萄糖酸锌

适用于小儿厌食症、各种皮肤痤疮、复发性阿弗口腔溃疡等缺锌性疾病。

※ 用法用量

口服，餐后服用。

以锌计，均分2或3次服用。

2岁以下儿童：每天0.5～1.0毫克/千克体重

2～3岁儿童：10毫克/天。

3～4岁儿童：12.5毫克/天。

4～6岁儿童：15毫克/天。

6岁以上儿童：20毫克/天。

具体服用应遵医嘱。

※ 注意事项

（1）本品不能与牛奶同服，不宜与面食、纤维和植物酸多的食物（如芹菜、菠菜、柠檬等）同服。

（2）本品不能与多价磷酸盐等药物同时服用，可降低青霉胺、四环素类药物的作用。

（3）补锌时，应在确认缺锌后遵医嘱使用本品。

（4）宜在餐后服用，以减少胃肠道刺激。

（5）治疗肝豆状核变性时，应在进食前1小时或进食后2～3小时服用，服锌前1周停用青霉胺。

（6）可有胃部不适、恶心、呕吐等胃肠道刺激症状，减量或停药后上述反应可减轻或消失。

（7）锌可影响铁的代谢，大剂量补锌可导致铁粒幼红细胞性贫血，可出现严重的淋巴细胞和多形核白细胞功能受损，可导致明显的高密度脂蛋白降低而不伴明显的临床症状。

葡萄糖酸钙

用于预防和治疗钙缺乏症，如骨质疏松症、佝偻病、骨软化症等。

※ 用法用量

口服：每次0.5～1.0克，一日3次。

静脉注射：5岁以上，每次0.5～1.0克，一日1次，最大剂量不超过1克/日；

静脉滴注：新生儿低钙手足抽搐症，参照体重首次0.1克/千克，以后每日0.2～0.7克/千克，静脉滴注15～30分钟，每6小时1次；低钙血症首剂10毫克/千克，以后每日5毫克/千克，至症状控制住为止。

具体服用应遵医嘱。

※ 注意事项

（1）宜餐后服用。

（2）不可与四环素类、氧化剂、枸橼酸盐、可溶性碳酸盐、磷酸盐及硫酸盐配伍。

（3）与噻嗪类利尿药同用时，可增加肾脏对钙的重吸收而致高钙血症。

（4）与洋地黄类药合用时，可增加毒性。

（5）服用强心苷者禁用。

（6）此注射液为过饱和溶液，遇冷可析出大量沉淀，往往加热也难于溶解，故应在常温下保存。

（7）大量进食富含纤维素的食物能抑制钙的吸收，因为钙与纤维素可结合成不易吸收的化合物。

维生素 D_3

主要用于治疗佝偻病及骨质软化病，可以促进肠内钙磷的吸收和沉积。维生素D的缺乏与摄入量、日照时间有关，很难确切估计。

※ 用法用量

口服。将软胶囊尖端开口后，滴入口中，也可直接嚼服胶丸。儿童每日1～2粒，具体服用应遵医嘱。

※ 注意事项

（1）本品为处方药，需遵医嘱用药，包括用法、用量、用药时间等，不得擅自按照药品说明书自行用药。

（2）短期内超量摄入或长期大剂量摄入维生素D₃可导致严重中毒反应，比如因肾、心血管功能衰竭而致死。

（3）儿童生长停滞，很多都源于长期应用维生素D₃每日1800U后。

（4）若维生素D₃过量，除停用外，应给予低钙饮食，大量饮水，保持尿液酸性，同时进行对症治疗。

（5）偶见便秘、腹泻、持续性头痛、食欲减退、口内有金属味、恶心呕吐、口渴、疲乏、无力等不良反应，应立即停药，并及时就医。

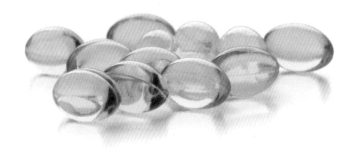

5 儿童用药常见问题

什么是 OTC 类药品

OTC药物就是非处方药物，患者可根据自身症状，而不需要出示医生的处方，就能去药店等地方买到的药品。一般情况下，这种药品都比较安全、稳定、有疗效。

OTC药物分为甲类和乙类。甲类OTC（红色）需在执业药师或药师指导下购买和使用，只能在具有《药品经营许可证》并配备执业药师或药师以上技术人员的社会药店、医疗机构药房零售。

乙类OTC（绿色）无需医师或药师的指导就可以购买和使用，除了在社会药店和医疗机构药房零售外，还可在经过批准的普通零售商业企业零售。

如何保存药品

大部分的药品对储存都有一定的要求，不同的药品储存的条件不同，如果储存不当，常会因光、热、水分、温度等外界条件的影响而变质失效。通常药品的保存需要存放于避光阴凉处，避免、高温、潮湿的环境。

同时，保存药品时还需把成人药和儿童药、外用药和内服药等分开存放，既方便找寻，也能避免药物之间相互污染，防止药效降低甚至产生毒性。

药物包装和说明书也不能随意丢弃，以防在急需用药时不确定药品是否过期、用药注意事项等，从而出现误服过期、变质药物，以及用量不合理等情况。

对于家中常备的药品需要经常检查是否过期，尤其是开封后的药品，保质期会缩短，过了一段时间没用完需要丢弃，下次使用时需重新购买。

怎么读懂药品说明书

药品说明书的内容一般包括药名、规格、生产企业、药品批准文号、产品批号、有效期、主要成分、适应证或功能主治、用法、用量、禁忌、不良反应和注意事项等方面。中药制剂说明书应包括主要药味（成分）性状、药理作用、贮藏等方面。

药品说明书是服药的重要参考说明，不建议随意丢掉，应随药品一起保存。

一日3次≠一日三餐

药品说明书或医生开的服药方法中一般会写明"一日3次"或"一日1次"等用药次数，很多人简单认为"一日3次"就等同于"一日三餐"后服用，其实这是错误的服药方式。

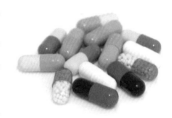

"一日3次"具体的服药时间，应按相同的间隔时间服药，比如一天24小时可以平均分为3段，尽量每8小时服药一次。这样可保证体内药物浓度在24小时内都能维持相对平稳，既不易引起药物的不良反应，也能够取得较好的治疗效果。

考虑到儿童作息规律，家长可以把服药时间安排在早晨6点、下午2点和晚上10点左右。

学会计算儿童用药剂量

儿童的用药剂量比较特殊，通常计算方法主要参考体重、年龄、体表等因素。

● 按体重计算

体重（千克）×每千克体重的规定用量=每日用药剂量。体重可通过实际称量确定。

如果无法通过实际称量知道体重，也可以参考年龄，依据下列公式进行估算：

出生后1~6个月的体重（千克）= 出生时体重（千克）+ 月龄×0.6

出生后7~12个月的体重（千克）= 出生时体重（千克）+ 月龄×0.5

1岁以后的体重（千克）= 年龄×2 + 8

● 按年龄计算

中药用量：1岁以下用成人量的1/3；3~4岁用成人量的1/3；4~7岁用成人量的1/2；7~15岁用成人量的2/3；15岁以上用成人量。

西药用量：1岁以下小儿用药的计算公式=成人剂量×0.01×（月龄+3）；1岁以上小儿用药的计算公式=成人剂量×0.05×（年龄+2）。

● 按体表面积折算

这种计算方法不仅需要知道婴幼儿的体表面积大小，还要知道每平方米体表面积的用药剂量。30千克以内的小儿体表面积的计算公式如下：

体表面积（平方米）= 体重（千克）×0.035 + 0.1

小儿用药剂量=体表面积×每平方米体表面积用药剂量

总之，上述三种计算方法只是用药剂量的参考计量，具体用药时要结合实际情况，遵医嘱服药。

了解药品的不良反应

我们说的药品不良反应，一般指在正常用法用量下出现的与用药目的无关或意外的有害反应，既包括药品不良反应，又包括药品的毒性反应、特异性反应、变态反应、依赖性以及继发反应等，并不是指无意或故意的超剂量用药及用药不当引起的反应。

通常情况下，一般的轻度不良反应在安全范围内，并不影响继续治疗。但有些却可能是严重不良反应的早期表现，需要随时观察，做好记录，咨询医生。

如果不良反应严重，出现其他异常症状或使原有病情加重时，应立即停药，及时就医。

规范使用抗生素

抗生素属于处方药，应遵医嘱使用，而且使用前还需确定有无过敏反应，比如使用青霉素前要先进行皮试。因此，家长不可擅自给儿童使用抗生素。

如果觉得抗生素治疗效果不太理想，应及时就医询问，不要自行更换药物。要严格遵医嘱按时、按量用药，不要自行停药或减量、增量。一般感染引起的症状消失后，可停止使用；如果是特别严重的感染，即使是在症状消失后，医生也可能会叮嘱持续用药一段时间。

抗生素无好坏之分，不同的抗生素有不同的抗菌范围，要根据实际情况选药，而不是盲目追求新药。

输液不是万能的

输液不受胃肠给药等吸收率的影响，可以让药物直接进入体循环，可以快速、大量、直接、准确地给药，起效快，可以及时补充水分、电解质、营养、血容量。

但输液也有其他的危害，比如静脉穿刺危险，发热、发冷、恶心、呕吐、头痛、周身不适等输液不良反应，交叉感染和严重过敏反应概率增加。

通常医生会根据药物的性质和儿童病情来确定是否需要输液。比如：有些抗生素或者其他一些需要液体稀释溶解后静脉给药的药物；需要抢救的紧急状况，必须建立静脉通道，随时药物治疗；出现严重感染需要大剂量使用抗生素输液；出现严重脱水或由于禁食需要及时补充液体、电解质、营养素等情况。

儿童误服药品后紧急处理

如果儿童误服或过量服用了药品应该怎么办呢？

作为家庭急救第一现场，应第一时间尽早地清除药物，避免对儿童身体造成进一步的危害。

首先应用手指检查一下儿童的口腔或咽喉部有无药品残留，如果有，试试用手指能否轻轻地抠出来。

然后进行催吐，用手指或者软的物体刺激儿童咽喉部，促使将药物吐出。

最后，如果催吐失败，赶紧前往附近医院或及时拨打120进行救治，尤其是误服一些毒性比较强的药物。就医时，带上误服的药品包装，以便医生及时采取治疗措施。

但如果儿童误服的是麻醉剂、镇静剂、樟脑、士的宁等易惊厥的药物，或者已昏迷、抽搐、心血管功能存在问题，6个月以下的宝宝应慎重催吐。

儿童易过敏，如何选药品

易过敏体质的儿童在服用药品时应慎重，必须用药物治疗时，需跟医生详细说明致敏物或药品名称。

易过敏体质的儿童用药时，一般会尽量减少用药种类，避免不必要的药物应用；少用或不用成分复杂的中成药复方制剂；尽量考虑口服用药，减少静脉用药；有些药物用药前如果需要做药物皮试，应严格执行；如果必须输液，考虑是否减慢速度，并时刻严密观察。

一旦服药后有过敏反应，应立即采取应急处理措施。同一种药品用的次数越多，发生过敏反应的可能性越大；同一药物如果由不同的厂家生产，也可能会产生过敏反应，所以用药时需慎重。

如何正确使用外用药

婴儿皮肤娇嫩，1月龄以内新生儿忌用胶布、氧化锌软膏、膏药之类的硬膏剂敷贴在皮肤上，容易引起过敏、皮疹、接触性皮炎等症状。

婴幼儿皮肤渗透性好，不宜使用酒精、碘酒等刺激性强的药品；局部涂药避免面积过大、时间过长、过量，次数不宜过多，以免影响自身免疫功能；慎用糖皮质激素类药物，以免引起肝肾损伤等。

如果仅有红斑、丘疹、水疱而无糜烂渗出时，可选用洗剂或粉剂。

如果出现了糜烂渗出，则宜选用溶液湿敷。

如果皮损渗出较少时，可用糊膏或油剂。

如果皮损已干燥脱屑，则用乳剂。

注意使用雾化治疗的细节

雾化治疗指气溶胶吸入疗法，用雾化装置将药物分散成微小的雾滴或微粒，使其悬浮于气体中，并进入呼吸道及肺内，主要用于儿童急性喉炎、急性支气管炎、支气管肺炎、支气管哮喘、病毒性感冒等呼吸道疾病。此种治疗方法的药液在气管局部发挥作用，不良反应较小，效果明显。

很多雾化治疗可采取居家治疗，这就需要家长懂得如何使用。

- 在进行雾化前，可提前3~5分钟打开雾化器。

- 面罩式喷头适合婴幼儿或病情较重的患儿；口含式喷头适合病情较轻且年龄稍大的宝宝。

- 取坐位进行雾化治疗，有利于吸入药物并沉积到肺泡中；对于不能取坐位的患儿，应抬高其头部，与胸部呈30°。

- 雾化时面罩紧贴口鼻部，避免漏气造成疗效不佳。

- 婴幼儿哭闹厉害时应暂停治疗，因为哭闹时吸气短促，易使药物微粒留存在口咽部，影响疗效。

- 注意观察患儿的反应以及机器出雾情况，防止窒息。

- 如果要使用两种吸入剂，中间最好间隔几分钟。

- 使用面罩吸入，雾化后应及时洗脸；使用口含式喷头吸入，雾化后应及时漱口。

- 喷雾器使用完毕，可加入少量清水雾化一会儿后再冲洗喷雾器。清洗时要将除空气导管以外的所有喷雾器配件洗净、晾干后，再放入干净的盒子里，以备下次使用。

慎重选择营养补品

现在很多宝宝并不是缺乏营养，反而是营养过剩，很多家长从小就给孩子吃各种营养补品，生怕孩子长不高、爱生病。但实际上，营养过剩反而会造成不良后果。

● 维生素不能乱补

维生素是一种人体维持正常代谢和健康必需的营养元素，绝大多数不能在体内合成，需要从食物中摄入。但人体每日对维生素的需求量甚微，过量摄入会导致中毒。脂溶性维生素可储存在人体的肝脏和脂肪内，排泄较慢，无需每日供给，且长期服用会出现脂溶性维生素中毒的风险。如果觉得儿童可能缺乏某种特定的维生素，可以在咨询医生后有针对性地服用维生素补充药物，不要盲目乱补。

● 不盲目吃增高药

现在市场上的增高药基本上都含有钙、铁、锌等矿物元素，而儿童生长发育每日所需矿物元素是特定的，盲目吃增高药易造成矿物元素摄取过量。长期服用增高药可能会补钙过量，干扰锌吸收，导致出现多汗、厌食、恶心、便秘等，甚至会引起高钙尿症，增加日后患心脏病的风险。

其实，儿童长高除了跟遗传因素有很大关联外，也与饮食、运动、睡眠等因素有较大关系，家长可咨询医生进行全面评估，遵医嘱，通过饮食、睡觉和运动来进行改善孩子的身高。

理智看待"海淘"药品

随着网络的发达，以及人们出国、"海淘"运输比较方便，有些家长特别信赖国外的"网红药品"，认为更安全、不良反应更小。"海淘"药物真的比国内的药物更安全吗？其实不尽然，应该理智看待。这是因为：

- 用药注意事项没有中文说明。对药品的用法、成分、适应证、适用人群、疗效等各方面都不太了解。存在少数儿童过量或用药不合适的情况，轻者加重病情，重者会造成药物中毒。

- 一般情况下，各国药品使用单位不同，剂量也不同，药物说明书上的指导建议也存在一定的差异。

- 价格高，药效却无法保证。比如一些"海淘"药虽然价格高，但可能因网上销售而存在过期问题。而且如果药品的保存和运输条件不当，可能产生霉变、变质等问题。

- 药品售后难保证。如果药品使用出现问题，很难区分药品正规来源，面临着艰难、高昂的维权成本。

其实，比起网红的"海淘"药品，国内的同类药品都可起到不错的疗效，只是在外观、口味等方面略显不足。但国内药品更安全，用得更安心。

如果非要使用海淘药品，建议一定要通过可靠、安全的途径购买，然后尽量弄清楚原版药品说明书，比如成分、适应证、用法用量、禁忌、注意事项、不良反应等，用药时一定要谨慎。

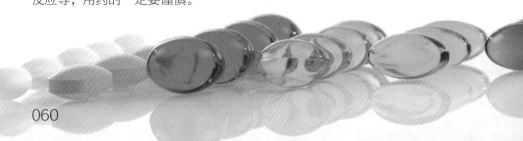

儿童高发病用药常识

发热

人体在体温调节中枢的调控下，产热和散热过程保持着动态平衡。当机体在致热源作用下或体温中枢的功能障碍时，产热增多，散热少，平衡被打破，就会引起发热。一般发热多由于感染细菌、病毒等病原体所致。

发热的衡量值多以腋温最为常用，正常值在36.0～37.2℃。37.3～38.0℃称为低热，38.1～39.0℃为中度发热，39.1～41.0℃是高热，超过41.0℃就是超高热了。一般情况下，儿童超过37.5℃就认为是发热症状。儿童常用退热药有美林、泰诺林等。

● 如何用药

儿童发热的原因有很多，若超过38.5℃持续不退，精神萎靡，应及时就医，医院常会做抽血检查。

如果血常规中白细胞升高，尤其是中性粒细胞高，则考虑为细菌感染，可选用头孢类抗生素（如头孢克洛、头孢克肟）、青霉素类（阿莫西林）等药品。

如果白细胞正常或降低，淋巴细胞百分比、单核细胞百分比升高，或支原体抗体、衣原体抗体阳性者，多为病毒感染或支原体、衣原体感染，可口服抗病毒的药（如阿昔洛韦、利巴韦林和奥司他韦）、阿奇霉素、红霉素等。另外，还可以服用中成药，如双黄连口服液、抗病毒颗粒、小儿柴桂退热颗粒、蓝芩口服液等。

对乙酰氨基酚（泰诺林）适用于3月龄以上的婴幼儿，解热、镇痛效果良好，无抗炎作用。若长期使用或大剂量使用，有可能发生肝毒性。

布洛芬（美林）适用于6月龄以上的儿童，应避免用药过量和用药频繁。对阿司匹林过敏的儿童应慎用。

如果孩子无惊厥史，超过38.5℃时，可考虑用退热药。

如果孩子有惊厥史，超过37.5℃就可以考虑用退热药。

伴有严重咳嗽时，可服用复方福尔可定口服溶液、肺力咳合剂等，也可用氨溴索、沙丁胺醇、普米克令舒等药物雾化吸入。

痰液较多时，可以服用盐酸氨溴索口服溶液、小儿清肺化痰颗粒等中成药，有止咳化痰作用。

咽喉疼痛时，可用蒲地蓝口服液、开喉剑、银黄颗粒等药品。

● 注意事项

感冒药和退热药一般不可同时使用。比如泰诺（酚麻美敏）以及艾畅、惠菲宁、氨酚烷胺颗粒、氨酚黄那敏颗粒、氨酚麻美糖浆等感冒药中往往含有对乙酰氨基酚，如果此时与泰诺林等含有对乙酰氨基酚的解热药一起服用，很容易因为重复用药导致对乙酰氨基酚过量，造成肝损伤。因此，在服药前要遵医嘱，居家自选药时应注意核对药物成分，避免含有相同药物成分的药品叠加服用。

感冒

感冒就是指急性上呼吸道感染，是儿童常见的急性感染性疾病之一。一年四季均可发生，尤其多发于寒冷季节或气候骤变时。受凉、过敏体质、各种病毒、细菌感染、肺炎支原体等因素均可引起感冒。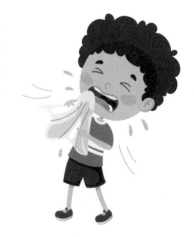

儿童感冒的症状一般包括发炎、鼻塞、流涕、打喷嚏、干咳、咽部不适或咽痛、发热、头痛、乏力、食欲不振、呕吐、腹泻等。

大部分儿童感冒时，发病一两天之内是症状高峰期，四五天之后开始减弱，在一两周内会自行好转。如果孩子在感冒时，精神状态良好，能吃、能睡、能玩，神志正常，无特殊严重病情，也可不用药。

如感冒时出现高热持续不退、精神差、食欲差、睡眠差，以及咳嗽严重、喘息或气急等症状，可能是因为炎症蔓延到下呼吸道，出现急性支气管炎、肺炎，且可能合并细菌感染，应及时就医。

● 如何用药

通常感冒时不主张用抗菌药，因为大部分原发性急性上呼吸道感染都是由病毒引起的，使用抗菌药无效。如果是细菌感染，或者支原体、衣原体等非典型病原体引起感冒，经诊疗检查后，可选择对症的抗菌药物。

流涕多时，可选用生理性海水喷雾剂。如果鼻子擦破皮，可以用红霉素外用药膏。

痰较多时，可选用生氨溴索糖浆、乙酰半胱氨酸颗粒等药品。

咳嗽厉害时，根据病情加入氨溴索、沙丁胺醇、普米克令舒等药剂或者配合生理盐水雾化吸入。

伴有发热时，低于38.5℃不建议用药，可温水洗澡、多喝水。如果是38.5℃以上，可选用对乙酰氨基酚（泰诺林）（3月龄以上使用）、布洛芬（美林）（6月龄以上使用）。对于呕吐不止，无法口服用药，又高热不退者，可用退热栓剂。

● 注意事项

免疫力低、经常感冒的儿童应尽量每年接种流感疫苗和肺炎疫苗，不推荐注射丙种球蛋白等所谓"免疫增强剂"。

咳嗽

咳嗽是儿童呼吸系统疾病的常见症状之一。导致咳嗽的原因有很多，包括上呼吸道感染、支气管炎、肺炎、喉炎等。

偶尔的咳嗽并不属于疾病，属于人体的自我保护机制，可以清除进入呼吸道的灰尘、微生物等异物，防止分泌物聚集，从而避免呼吸道继发感染。但如果出现气管、支气管黏膜感染，会出现以咳嗽或伴咳痰为主要症状的病症。

通常来说，3周以内的咳嗽为急性咳嗽，多伴随感冒引起；若咳嗽时间持续3~8周，称为亚急性咳嗽，多由感染引起；持续8周以上，可为慢性咳嗽，多由肺结核、肺癌、过敏等引起。

有以下情况应及时就医：连声刺激性咳嗽，伴有喘息、发热，可能患有下呼吸道感染；咳嗽伴有呼吸困难，可能有上气道梗阻；刺激性干咳，伴有哮鸣音、呼吸困难；咳嗽痰多，不易咳出，服药超过3天，效果不好或加重。

● 如何用药

咳嗽时不要乱用止咳药，有一部分药物属于中枢性镇咳药（右美沙芬等），含有中枢神经抑制成分，止咳效果好，却不利于痰液排出，过长时间、过量使用会产生成瘾性和依赖性，影响儿童生长发育。

如果是由病毒、支原体、衣原体等病原微生物感染引起的咳嗽，需选用抗病毒的药物，或者阿奇霉素等药物。

如果是由细菌感染引起的咳嗽，可以选用青霉素类药物（如阿莫西林）、头孢菌素类药物（如头孢呋辛）等。

如果咳嗽有痰，还要选用祛痰药。未满8月龄，可选用氨溴特罗口服液，有止咳祛痰效果。不咳嗽只需要化痰，且大于12月龄，可选择盐酸氨溴索口服液，注意不要与中枢镇咳药（如右美沙芬等）同时使用，以免稀化的痰液堵塞气道。两者均含有氨溴索，不能同时服用。

如果咳嗽伴有哮喘，可选用布地奈德雾化吸入，或者应用一些抗过敏的药物（如孟鲁司特钠咀嚼片）等。

腹泻

腹泻是儿童大肠疾病的常见症状，指明显超过日常习惯的排便次数，粪质稀薄，水分增多。一般分为急性腹泻和慢性腹泻。急性腹泻发病急，大多是由感染引起，病程持续2~3周，常伴有腹痛、恶心、呕吐及发热，小肠感染常为水样便，大肠感染常含血性便；慢性腹泻的病因复杂，多因肠黏膜本身病变、小肠内细菌繁殖过多、肠道运输功能缺陷、消化能力不足、肠运动紊乱、内分泌疾病和肠道外肿瘤等因素引起。

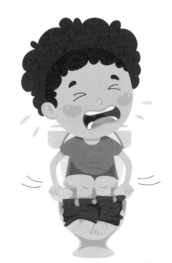

6月龄～2岁的婴幼儿多见腹泻，严重者可出现脱水、电解质紊乱，影响婴幼儿生长发育，甚至危及生命。但纯母乳喂养的宝宝多大便偏稀、次数相对较多，一般症状不属于腹泻范畴，需加以区分。

腹泻是肠道排泄废物的一种保护性反应，当儿童发生腹泻时，不是单纯止泻，而应找出腹泻的原因。感染性腹泻要及时就医检查，不可滥用止泻药；非感染性腹泻的重点在于调节日常饮食。

● 如何用药

出现腹泻症状，应及时前往医院进行便常规检查，如存在细菌感染，可选用头孢类抗生素（如头孢克洛干混悬剂、头孢克肟等）或青霉素类（如阿莫西林等）口服。

腹泻次数多或急性腹泻，可选用双歧杆菌三联活菌散、枯草杆菌二联活菌（妈咪爱）等药物。益生菌可调节菌群，从而预防或改善腹泻。

腹泻伴有脱水者，脱水轻者可口服补液盐（三代口服补液盐），可补充适宜浓度的水分和钠、钾、氯等电解质以及糖分，避免因腹泻体液丢失而引起体内环境紊乱。服用口服补液盐时，可遵循少量多次的原则，建议每2～3分钟喂一次，每次5～15毫升。每小时补充100～300毫升的液体，3～4小时可以纠正其脱水状态。对于较小的婴幼儿，可用勺子、滴管或小杯子频频喂服，直到喂够所需剂量，如果出现呕吐，停10分钟后再慢慢喂。

腹泻脱水严重者，需及时就医进行静脉补液，避免进一步引起钙、锌流失。

补液时还应观察有无惊厥、抽搐，如有应及时补钙、补锌。补锌能增强细胞活性，加速肠黏膜再生，提高肠道功能，缓解腹泻症状，缩短腹泻病程。补锌疗程一般为每日补锌10～20毫克，共补充10～14天，具体请遵医嘱。常见的补锌制剂有硫酸锌、葡萄糖酸锌等。

蒙脱石散对消化道内的致病菌、病毒（尤其是轮状病毒）有抑制作用，能使其失去致病性，且药物可均匀地覆盖在整个肠腔表面。急性腹泻时，首次剂量可以加倍。但不要过量服用，否则容易导致便秘，如果同时还要服用其他药物，应间隔1～2小时。

● 注意事项

秋季腹泻属自限性疾病，并没有特效药物治疗，除了对症补液、退热外，更需要家长正确护理，一般7～10天可以自愈。

便秘

儿童便秘多指一段时间内较之日常排便次数明显减少，比如每周小于2或3次，排便困难（排便费力，每次时间可长达30分钟以上），大便干燥坚硬，秘结不通，或有大便感却排不出，或者伴有食欲下降、呕吐、腹痛等情况。

出生一周左右的新生儿，一般每天会排便4次以上，多为软便或液体状；母乳喂养的婴儿在1～2月龄间会有攒肚现象，可以几天甚至半月不解大便，但无痛苦表现，仍排黄色软便、无硬结。3月龄宝宝，通常每天排便2次以上，有的也可能一周才排便1次；2岁以后的宝宝，一般每天排便1次，多为成形的软便。儿童排便情况因人而异，只要日常有规律、无排便痛苦，基本属正常情况。

饮食结构不合理、排便时间不规律、辅食过于精细、精神因素、先天性肠道发育不足等因素均可引起便秘。

● 如何用药

如果出现便秘，不要盲目选择通便药，可首先尝试改善饮食结构、养成排便规律、多喝水等方法缓解便秘。比如纠正挑食、偏食的坏习惯，多吃一些纤维素丰富的食物，增强胃肠蠕动。带儿童多进行户外运动，对于小宝宝可以轻轻地按摩腹部，有助于胃肠蠕动；养成良好的排便习惯，也可以有效预防便秘。

如果便秘症状无改善，而且日益严重，需及时就医，使用药物缓解。

开塞露可通过肛门插入给药，药物润滑肠道、软化粪块，同时刺激肠黏膜张力感受器，反射性引起肠蠕动而促进排便。但长期应用会产生依赖性，甚至加重便秘。

乳果糖是口服剂型的渗透性泻药，其含有的低聚糖或纤维素类成分不会被肠道直接吸收，可以原形到达结肠，刺激结肠蠕动、软化粪便助其排出。一般服用后12～24小时有效，常用于治疗慢性功能性便秘。但过量服药可致腹泻。

● **注意事项**

不建议长期使用清热、泻下、养阴的药物，可能损伤儿童脾胃功能。盲目应用泻药可能引起胃肠功能紊乱，产生依赖性，反而加重病情。

湿疹

湿疹又称为"皮炎"，是由多种因素引起的炎症性皮肤病。慢性期湿疹表现为粗糙肥厚、苔藓样改变；亚急性期表现为红肿、渗出减轻，糜烂面结痂、脱屑；急性期表现为红斑、水肿、丘疹、丘疱疹、水疱，糜烂及渗出。

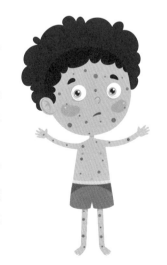

儿童湿疹好发于头面部、躯干及四肢的褶皱处等部位。湿疹常有瘙痒症状，儿童又喜欢抓挠，容易反复发作。任何年龄均可发生，夏季是高发期。

新生儿出生后1～3个月发病，随着儿童年龄的增长，湿疹会逐渐有所缓解，有的一两岁后症状减轻，部分可以自愈，但也有的却是迁延不愈，常年复发。有家族过敏史的儿童更易患湿疹。

● 如何用药

目前医学上没有任何一种药物可以根治湿疹。对于儿童湿疹，家长能做的就是家庭护理结合药物使用，达到控制湿疹反复发作的目的。当皮肤因瘙痒而抓挠不止，出现糜烂、渗出等症状后，建议及时就医。

治疗湿疹的主要药物是外用糖皮质激素制剂。轻度湿疹，选择氢化可的松、地塞米松乳膏等弱效糖皮质激素；中度湿疹，建议选择曲安奈德、糠酸莫米松等中效激素；重度肥厚性皮损，建议选择哈西奈德、卤米松乳膏等强效糖皮质激素，但连续应用一般不超过2周，以减少急性耐受及不良反应。

如果局部皮肤出现红斑、丘疹、鳞屑、结痂，不可用含有激素类的药品及油膏。

如表面溃烂，渗出液多，可用溶液冷湿敷，等结痂后再涂药膏。

急性期湿疹仅有潮红、丘疹，无水疱、糜烂、渗出时，可用炉甘石洗剂、糖皮质激素乳膏或凝胶外涂；若有渗液大量渗出时，可用10%黄柏等溶液冷湿敷；有糜烂但渗出不多时可用氧化锌油剂。

亚急性期湿疹出现皮损，可用糖皮质激素乳膏外涂。

慢性期湿疹皮损，可混合使用保湿剂或角质松解剂，以及糖皮质激素软膏等外涂。

儿童患者以及面部、皮肤皱褶部位皮损，一般用弱效或中效糖皮质激素。

他克莫司软膏、吡美莫司乳膏等钙调神经磷酸酶抑制剂，没有糖皮质激素的不良反应，尤其适合头面部及褶皱部位湿疹的治疗。

如果皮肤湿疹出现细菌感染，可选用合适的抗菌药物外用制剂，也可选用糖皮质激素和抗菌药物的复方制剂。

● 注意事项

湿疹应注重日常护理，主要包括保湿、避免过敏原刺激。

可以勤用温水洗澡，不用太热的水，尽量不用肥皂、沐浴乳，洗完澡用霜和软膏类保湿剂外涂皮肤。严重湿疹的儿童每日可多次使用保湿护肤品，甚至可达5~10次，使皮肤时刻保持湿润状态，尤其是干燥的冬季。

除了保湿，尽量避免过敏原刺激可以减轻湿疹。有过敏史的儿童，可少食牛奶、鸡蛋、海鲜等易过敏食物。6 月龄内的婴儿母乳喂养，若突然发生皮炎，过敏原可能来自母乳，妈妈应注意健康饮食；6 月龄内吃配方奶的婴儿若有湿疹，并且保湿与弱效激素药膏控制不佳时，可以考虑使用高度水解配方奶粉。

此外，还应少接触皮肤刺激性物质，如易过敏的沐浴乳，毛衣、尼龙等衣服布料，清洁衣物的用品等。

止痒一般只能靠药物，还要常给儿童剪指甲，以免瘙痒抓挠时加重感染。

过敏性鼻炎

儿童过敏性鼻炎又称为儿童变应性鼻炎，是较为常见的儿童慢性鼻黏膜充血疾病。常见症状主要包括鼻痒（经常揉鼻子）、交替性鼻塞、突然剧烈打喷嚏、流鼻涕（多为清水涕，感染时为脓涕）、鼻腔不通气、头痛、耳闷、眼睛发红发痒及流泪等。

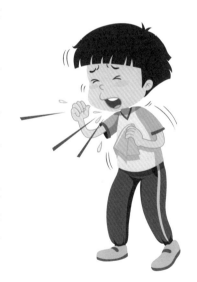

引起儿童过敏性鼻炎的原因有很多，包括生活中接触过敏原、哮喘、家族过敏遗传等因素。

过敏原刺激，包括花粉、尘土、真菌、动物皮毛、尘螨、油漆、粪便尿液等环境因素，以及牛奶、鸡蛋、鱼、虾、牛羊肉等过敏食物。

有哮喘或过敏性鼻炎家族史的儿童，发生过敏性鼻炎的概率较高，可能先出现鼻炎后发生哮喘也可能先有哮喘，再出现鼻炎，抑或两者同时发生。

◉ 如何用药

过敏性鼻炎常用鼻内和口服给药，鼻内给药避免或减少了全身不良反应，效果较好，但若伴有其他过敏性疾病，鼻内给药不是最佳选择，推荐全身药物治疗。

抗组胺药：可有效缓解鼻痒、喷嚏和流涕等症状，适用于轻度间歇性或轻度持续性过敏性鼻炎。

鼻用糖皮质激素，可有效缓解鼻塞、流涕和喷嚏等症状。鼻腔内局部使用糖皮质激素，安全性和耐受性较好，全身不良反应较少见，对儿童生长发育无明显影响，尤其是对中、重度持续性过敏性鼻炎的治疗效果显著，利大于弊。对其他药物治疗无反应或不能耐受鼻用药物的重症患者，可采用口服糖皮质激素进行短期治疗。

抗白三烯药对过敏性鼻炎和哮喘有效。

色酮类药：对缓解鼻部症状有一定效果，滴眼液对缓解眼部症状有效。

中药：部分中药对缓解症状有效，应特别注意避免药物的不良反应。

● 注意事项

一般过敏性鼻炎的治疗并不需要使用抗生素，但如果合并鼻黏膜细菌感染及鼻窦炎时，可考虑联合使用抗生素。

支气管哮喘

儿童支气管哮喘也是儿童最常见的呼吸道疾病之一，近年来患病率及死亡率均有上升趋势。这种疾病多由淋巴细胞、肥大细胞、嗜酸性粒细胞等引起，多表现为喘息、气促、胸闷等，发作前多有咳嗽、喷嚏、流涕等过敏反应，常在清晨或夜间发作。患儿多有家族遗传史或过敏史。

儿童支气管哮喘通常在发作前都会出现先兆症状，家长可及时观察这些预警信号：

反复咳嗽超过1个月，晨起和夜间咳嗽加重，多为刺激性干咳，痰并不多。运动、吸入冷空气或进食冷饮后，也容易出现干咳。

反复出现胸闷，感冒时或运动后加剧。

有经常打喷嚏、流涕、鼻塞、鼻痒等过敏性鼻炎症状，比如耸鼻、揉鼻、挖鼻等行为。

有明显的湿疹史、家族性过敏史。

外周血嗜酸细胞增高。

⬤ 如何用药

儿童支气管哮喘一般不主张长期应用口服糖皮质激素类药物，以免引起内分泌功能紊乱，损伤胃肠黏膜，影响生长发育等。如果病情重者，可用口服泼尼松或泼尼松龙短程治疗，也可选用雾化吸入布地奈德悬液。

急性发作期应快速缓解症状，以抗炎、平喘为主，可选用沙丁胺醇、特布他林等，特别严重者可选用泼尼松、甲泼尼龙等。

慢性缓解期应避免症状加重或反复，以抗炎、降低气道高反应性、避免接触过敏原等为主。可选用布地奈德、丙酸氟替卡松等，也可选用福莫特罗等长效β2受体激动剂。

如果出现合并感染，需明确病原体，可选用抗生素治疗。

吸入剂选择要适合。丙酸氟替卡松、辅舒酮等压力定量气雾剂，适合于所有年龄段的儿童，5岁以下的患儿要配合储雾罐辅助吸入。沙美特罗、丙酸氟替卡松等干粉剂，则适合于4岁以上儿童。

吸入性激素一般比全身激素用量小，不良反应相对较少，能有效改善哮喘症状。

⬤ 注意事项

儿童哮喘症需长期用药，不能随意减量或突然停药，遵医嘱，根据病情循序渐进地减量或停药。

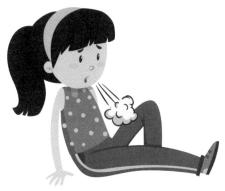

幼儿急疹

幼儿急疹又称婴儿玫瑰疹，主要是由人类疱疹病毒第6型引起的感染，是婴幼儿呼吸道急性发热出疹性疾病。主要经呼吸道唾沫而传播，但不属于传染性疾病，可自愈。6～12月龄的婴儿是高发人群。

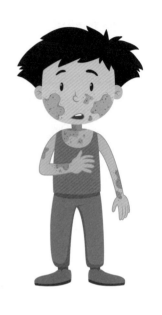

临床上可分为潜伏期、发热期及出疹期。潜伏期：5～15天，平均10天。发热期：无明显诱因突然出现高热，体温达39～40℃或更高，高热持续，3～5天后体温骤降，一般患儿状态良好，无其他症状。出疹期：发热3～5天后皮肤出现玫瑰红色斑丘疹，不痒，多由颈部和躯干开始，24小时内迅速散布全身，3天左右皮疹自行消退，皮肤不脱屑，无色素沉着，基本不留任何痕迹。

幼儿急疹对患儿精神状态、饮食的影响不大，少数可能出现轻微咳嗽、腹泻、耳后或淋巴结肿大、热性惊厥，四肢抽搐等症状，但这种热性惊厥一般并不可怕，家长不必惊慌，建议及时就医。

● 如何用药

由于幼儿急疹为自限性疾病，一般不主张用药，多喝水，注意休息，高热持续不退时可口服美林或泰诺林退热，不可使用抗病毒、抗细菌等抗生素，以免影响疹子透发。如出现惊厥，可遵医嘱适当补液。中成药可选用小儿柴桂退热颗粒、板蓝根颗粒等。

幼儿急疹如出现以下情况，需及时就医：小于3月龄婴儿；3月龄以上精神状态不佳，哭闹不止或拒绝饮水、进食等；体温超过40℃；出现热性惊厥；高热伴有心脏病、肿瘤、红斑狼疮等其他疾病。

● 注意事项

幼儿急疹重在以家庭护理为主。让宝宝多喝温开水或果汁，多排尿，有助于散热，出汗过多时、有脱水症状时需及时补充口服补液盐。不要给宝宝穿太多衣服，频繁更换尿布及贴身衣物，注意保持皮肤的清洁，避免感染。

急性中耳炎

急性中耳炎是中耳黏膜急性炎性疾病，属于常见的儿童感染性疾病之一。大多由肺炎链球菌、流感嗜血杆菌和黏膜炎莫拉菌等细菌感染引起，一般在48小时内突然发病，多有不良挖耳史。

主要症状包括耳痛、鼓膜穿孔、耳内流脓、听力下降等。婴儿多表现为不断撕扯耳朵、易激怒、耳漏、发热。急性中耳炎可分为急性分泌性中耳炎和急性化脓性中耳炎，其中急性分泌性中耳炎更为常见，有时合并病毒性上呼吸道感染，在前后发生，两者混淆则会造成抗生素的不必要使用。

● 如何用药

婴幼儿急性化脓性中耳炎，不可用具有耳毒性的抗生素，以免导致不可逆的神经性耳聋。这些抗生素主要包括庆大霉素、链霉素、卡那霉素、新霉素、乳糖酸红霉素、氯霉素、万古霉素等。

若症状持续恶化，可选用抗生素，如阿莫西林。对于发热超过39℃或更高，中度到重度耳痛，以及感染了β-内酰胺酶阳性的流感嗜血杆菌和黏膜炎莫拉菌的患儿，须使用阿莫西林-克拉维酸钾。

如果是急性细菌性中耳炎，可遵医嘱使用氧氟沙星滴耳液，根据病情选择口服抗生素治疗。

如果是急性无菌性中耳炎，比如由鼻炎、咽炎引发的，需治疗原发病，可使用曲安奈德鼻喷雾剂、糠酸莫米松鼻喷雾剂等药物。

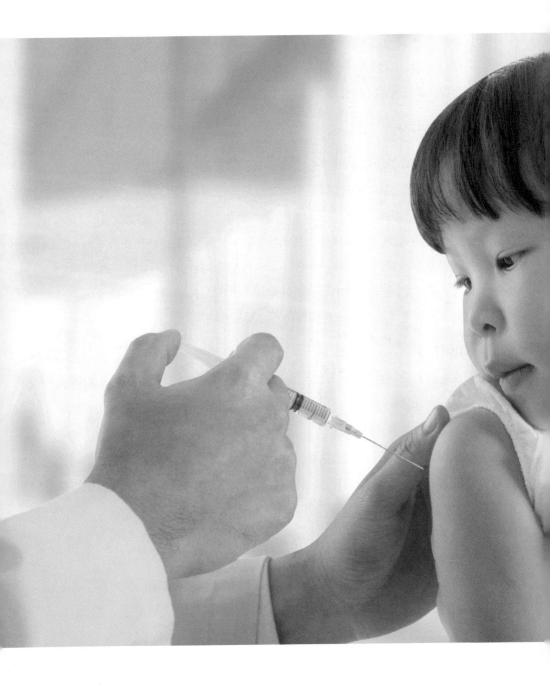

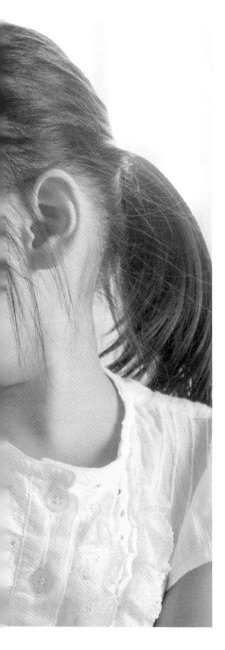

第3章

儿童疫苗
接种医学常识

      每个孩子一出生就开始跟各种疫苗"打交道",疫苗的重要性不言而喻。在我们国家,疫苗接种又分为免费和自费,以及各种联合疫苗。疫苗接种的时间也是眼花缭乱,本章重点讲解了关于疫苗接种的各种医学常识,让你不再为选择哪种疫苗而苦恼!

1 了解疫苗接种基础知识

疫苗的定义

疫苗就是用各类病原微生物制作成的疫苗制剂，摄入体内会引起人体免疫反应。通常的成分是蛋白质、多糖或者核酸。用细菌或螺旋体制作的疫苗称为菌苗。有的疫苗成分单一，有的疫苗则包含不同成分，还有的疫苗是将致病源减毒制成。

疫苗有不同的分类方式，通常分为两类：活疫苗和死疫苗。卡介苗、脊髓灰质炎疫苗、麻疹疫苗、鼠疫菌苗等都属于活疫苗，百日咳菌苗、伤寒菌苗、流脑菌苗、霍乱菌苗等属于死疫苗。

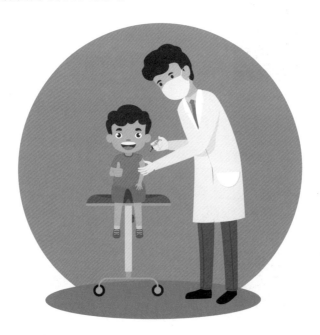

疫苗的作用

注射疫苗主要是为了预防疾病。疫苗中含有无害的死病菌或者是有害的死病菌中提炼的物质，能够破坏、抑制、灭活致病原的特殊免疫成分，从而达到治疗和预防疾病的目的，也可以使身体产生天然的抵抗能力。

● 预防传染病

接种疫苗后可在体内形成抗体，用于抵抗和消杀致病微生物，从而达到预防传染病的效果。可以说，疫苗是预防和控制传染病最经济有效的公共卫生干预措施。

● 提高免疫力

接种疫苗能够刺激免疫系统产生免疫激素、特殊抗体等保护物质，提高自身免疫力。

● 形成免疫记忆

接种疫苗后，人体除了会产生抗体，还会形成"免疫记忆"。疫苗通过刺激免疫系统产生记录保护物质的记忆，当再次接触相同病原菌时，免疫系统能够更快、更有效地阻止病原菌的入侵。

据估计，全球的免疫接种每年可以避免200万～300万例因白喉、破伤风、百日咳和麻疹等病症导致的死亡。疫苗是目前公认的最经济有效的防治疾病的方式，疫苗的发展对人类来说是非常重要的，尤其是抵抗力较弱的儿童，从出生起就需要有计划地接种疫苗来消除各种传染疾病。接种疫苗在儿童的成长过程中形成了一道有效的免疫屏障，是儿童健康成长必不可少的"守护神"。

儿童常规接种疫苗有哪些

卡介苗

卡介苗主要是用来预防结核病的疫苗，是由减毒牛型结核分枝杆菌悬浮液制成的活菌苗。该疫苗能够增强巨噬细胞活性，提高杀灭肿瘤细胞的能力，活化T淋巴细胞，增强机体细胞免疫的功能。

卡介苗对于预防结核病、结核性脑膜炎以及血行播散性结核病有一定的效果。

● 预防疾病

主要预防结核病，是结核病预防控制的重要手段之一。

● 接种范围

适用于3岁以下儿童，在我国符合接种条件的新生儿需在出生24小时内完成接种，又被称为"出生第一针"。

● 接种方法

采用皮内注射法进行接种。在左上臂三角肌下外缘，皮内注射接种一剂，接种剂量为0.1毫升。

● 是否需要加强针

卡介苗接种之后，不需要进行加强。卡介苗的保护率大约有80%，可持续保护人体10~15年的时间。

3月龄以下没有接种卡介苗的孩子可以直接进行补种，卡介苗接种史不详的婴幼儿，在满3月龄后，可先做结核菌素试验，结果为阴性者再予补种。

3月龄~3岁的儿童要想接种卡介苗，需要进行结核菌素试验，结果为阴性者才可以补种；4岁及以上的儿童不宜进行补种。

是否免费

卡介苗在我国属于一类疫苗，属于免疫规划疫苗，由政府免费向公民提供。

禁忌证

- 对本疫苗的任何组成成分过敏者，应暂缓接种或不予接种。
- 结核病、急性传染病、肾炎、心脏病、湿疹、皮肤病等患者，应暂缓接种或不予接种。
- 患有脑病、癫痫等神经系统疾病者，应暂缓接种或不予接种。
- 发热、早产儿、难产儿或有明显临床分娩创伤者，应暂缓接种。
- 存在免疫缺陷、免疫功能低下（包括 HIV 感染）或正在接受免疫抑制剂治疗的患者，应暂缓接种或不予接种。
- 家族或自己曾有过惊厥发作史，应暂缓接种或不予接种。

不良反应

接种卡介苗后，会出现由卡介菌生物活性引起的一般反应和异常反应。一般 90% 以上的受种者于 2 周左右在局部出现红肿硬结，然后化脓或形成溃疡，8 ~ 12 周后自行结痂，形成瘢痕（卡疤）。

同时，因为结核分枝杆菌是通过淋巴系统传达到全身的，有不到 3% 的人在接种后 4 ~ 12 周内可能出现接种侧腋下淋巴结轻微肿大的反应，一般情况下，4 ~ 8 周后会自行消退。如果淋巴肿大的反应强烈，甚至严重到溃破，应及时就医。

一般反应无需特殊处理，局部红肿也不要热敷，保持局部清洁，避免继发感染。而局部强反应、淋巴结炎、骨髓炎和全身播散性卡介菌感染，以及瘢痕疙瘩、狼疮等并发症的异常反应，就需要及时就医检查。

乙肝疫苗

乙肝疫苗是乙型肝炎疫苗的简称，是预防乙肝病毒感染最有效的方法。目前我国应用的乙肝疫苗为基因工程疫苗，包括重组（酿酒酵母）乙肝疫苗、重组（汉逊酵母）乙肝疫苗和重组（CHO细胞）乙肝疫苗。

乙型肝炎是一种由乙型肝炎病毒（HBV）引起的传染病，可导致肝脏炎性病变，如肝硬化和肝细胞癌等肝病，还可引起多器官损害。乙型肝炎可通过母婴、血和血液制品、破损的皮肤黏膜和性接触传播。乙型肝炎患者和HBV携带者都是主要的传染源，婴幼儿感染乙型肝炎病毒的主要形式是母婴传播。

接种乙肝疫苗后，可刺激人体免疫系统生成保护性抗体，并分布在人体的血液之中，具备预防乙肝的免疫力。当人体再次受到乙肝病毒的入侵，抗体将会立即发挥作用，清除病毒，阻止感染，也不会损伤肝脏，从而起到预防作用。

● 预防疾病

预防乙型肝炎病毒感染。

● 接种范围

适用于新生儿、婴幼儿、15岁以下未免疫者，以及免疫功能缺陷或低下者、乙型肝炎病毒表面抗原阳性者的家庭成员等易感高危人群、未感染过乙肝病毒的人群。

● 接种方法

接种部位在股外侧或者上臂三角肌。

全程需要接种3针，按照0、1、6个月的程序进行接种。接种第1针疫苗（新生儿出生24小时内）后，第2针和第3针分别在1个月和6个月时接种。

● 是否需要加强针

接种乙肝疫苗后产生的抗体随着时间增加会有所减弱，通常抗体保护时间在5～10年，但因人而异，可以隔几年检测一次，若抗体消失可进行加强接种。

是否免费

新生儿接种乙肝疫苗属于一类疫苗，无需收费。

其余人群需要自费接种，价格也有所不同。

禁忌证

- 乙肝疫苗不宜空腹饥饿时接种。

- 对乙型肝炎病毒疫苗的任何组分有严重过敏者，应暂缓接种或不予接种。

- 患有癫痫等神经系统疾病，且病情尚未得到控制者，应暂缓接种或不予接种。

- 患有急慢性疾病、发热等疾病，应暂缓接种或不予接种。

- 存在免疫缺陷、免疫功能低下（包括 HIV 感染）或正在接受免疫抑制剂治疗的患者，应暂缓接种或不予接种。

- 家族或自己曾有过惊厥发作史，应暂缓接种或不予接种。

- 低体重早产儿，应暂缓接种或不予接种。如果其母亲是乙型肝炎病毒表面抗原阳性者，可咨询医生。

- 妊娠期或哺乳期女性接种疫苗前需咨询医生。

不良反应

乙肝疫苗的安全性很高，大部分人接种后基本不会出现不良反应。但也有少数人接种后注射部位会出现红肿热痛、硬结等局部反应，或者低热、疲乏、头痛等全身反应，一般在两三天内会自行消失。

如果接种疫苗后出现皮疹、休克、紫癜、瘙痒、荨麻疹等过敏反应，以及高热不退、肌肉阵发性痉挛、昏迷等情况，应立即就医。

甲肝疫苗

甲肝疫苗是用于预防甲型肝炎的疫苗。市场上的甲肝疫苗主要包括灭活疫苗和减毒活疫苗两类，两类疫苗在有效性和安全性上存在差异。相对于减毒活疫苗，灭活疫苗具有更好的稳定性，但两者都是通过侵入人体，促使人体产生免疫反应，激活免疫记忆，从而达到预防甲肝的目的。

日常生活接触、水源食物传播等隐性感染都是甲型肝炎主要的传播方式。比如健康的人接触了被甲肝病毒污染的日常用具、水源、食物等，尤其是在没有经过蒸煮的情况下，更容易感染上。幼儿、儿童和青少年都是易感人群。

预防疾病

预防甲型肝炎。

接种范围

甲肝病毒易感者，年龄在1周岁以上的儿童、成人均可接种。

国产甲肝减毒活疫苗适用于1岁半以上的甲肝易感染者，进口甲肝灭活疫苗适用于1岁以上的甲肝易感染者。

接种方法

国产甲肝减毒活疫苗只需要接种1针。

进口的甲型肝炎纯化灭活疫苗需要接种2次，接种完第一针后，相隔6个月还需接种第二针。

是否需要加强针

接种甲肝疫苗后8周左右产生抗体，可以获得良好的免疫力。大部分人的免疫力一般可持续5～10年。可以隔几年去医院检查是否有抗体，听从医生的建议选择是否加强注射。甲肝灭活疫苗的免疫保护期更长，一般为20年。

● 是否免费

甲肝疫苗分为国产和进口两类。

甲肝减毒活疫苗属于国家免疫计划内，儿童18～24个月期间可免费接种。

进口甲肝灭活疫苗属二类疫苗，是自费疫苗，相对价格较高。

禁忌证

- 对甲型肝炎病毒疫苗的任何组分有严重过敏者，应暂缓接种或不予接种。

- 患有癫痫等神经系统疾病，且病情尚未得到控制者，应暂缓接种或不予接种。

- 患有急慢性疾病、发热等疾病，应暂缓接种或不予接种。

- 存在免疫缺陷、免疫功能低下（包括 HIV 感染）或正在接受免疫抑制剂治疗的患者，应暂缓接种或不予接种。

- 家族或自己曾有过惊厥发作史，应暂缓接种或不予接种。

- 低体重早产儿，应暂缓接种或不予接种。

- 妊娠期或哺乳期女性接种疫苗前需咨询医生。

不良反应

大部分人接种甲肝疫苗后基本不会有什么不良反应。也有少数人会在接种部位产生轻度红肿或疼痛，极少数人还可能出现发热、腹泻、恶心、呕吐、过敏性皮疹、乏力等症状，但这些不良反应在 1 ～ 3 天内可自行缓解。

有些人局部反应较严重时，可在 72 小时以后进行局部热敷，每日数次，每次 10 ～ 15 分钟。如果出现其他较严重的不良反应，应尽快到医院诊治。

脊髓灰质炎疫苗

接种脊髓灰质炎疫苗是预防和消灭脊髓灰质炎的有效措施。脊髓灰质炎疫苗包括脊髓灰质炎减毒活疫苗、脊髓灰质炎灭活疫苗两类。

脊髓灰质炎是一种由脊髓灰质炎病毒引起的急性传染疾病，俗称"小儿麻痹症"，具有很强的传染性。传播途径通常包括粪口途径传播和飞沫传播。

如果感染上此病毒，会对人体脊髓灰质造成永久性的伤害，导致这些神经支配的肌肉出现无力、延缓性麻痹等症状。如果儿童不小心感染上脊髓灰质炎病毒，很容易引起肢体麻痹，从而导致终身残疾，甚至危及生命。人类是唯一已知的脊髓灰质炎病毒的天然宿主，并且该病缺乏有效的治疗方法，所以及时接种疫苗预防感染至关重要。

脊髓灰质炎疫苗可以减弱病毒毒性或杀灭病毒，能够产生特异性抗体，在下次接触病毒时可以迅速产生免疫反应，消灭脊髓灰质炎病毒。

● 预防疾病

有效预防脊髓灰质炎。

● 接种年龄

适用于2月龄及以上儿童。

其他人群如有需要，或要前往脊髓灰质炎流行的地区，也可自费接种。

● 接种方法

共接种4剂。目前我国的脊髓灰质炎疫苗免疫程序是"2剂IPV＋2剂bOPV"，即2月龄、3月龄各接种一剂IPV（灭活疫苗）；4月龄、4周岁各接种一剂bOPV（减毒活疫苗）。

还有一些省市针对2022年11月1日（含）后出生的儿童已调整为"4剂次IPV"免疫程序接种疫苗，即儿童在2、3、4月龄各接种一剂IPV基础免疫，18月龄接种一剂IPV加强免疫。

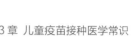

● 是否需要加强针

接种脊髓灰质炎减毒活疫苗一周后可产生免疫力，如完成3次接种后，其保护力可维持5年以上。若需要前往脊髓灰质炎流行区域，仍需再次接种。但如果婴儿在2、3、4月龄接种一次后，4岁时再加强免疫一次，其保护力可维持终身。

相对减毒活疫苗，灭活疫苗的保护力维持时间较短，但在接种4剂后，其保护力也可维持数十年。

● 是否免费

国产减毒活疫苗属于免费接种；进口灭活疫苗前两针免费，其他需自费。部分省市目前针对新生儿调整为全部免费接种。

禁忌证

减毒活疫苗与灭活疫苗不同，不同毒株的说明书禁忌也不同，以下是常见的禁忌证，具体请咨询专业医生意见。

- 对脊髓灰质炎病毒疫苗的任何组分有严重过敏者，应暂缓接种或不予接种。

- 患有癫痫等神经系统疾病，且病情尚未得到控制者，应暂缓接种或不予接种。

- 患有急慢性疾病、发热等疾病，应暂缓接种或不予接种。

- 存在免疫缺陷、免疫功能低下（包括 HIV 感染者）或正在接受免疫抑制剂治疗的患者，应暂缓接种或不予接种。

- 1 个月内接种过其他减毒活疫苗者，需间隔 1 个月以上再接种。

- 家族或自己曾有过惊厥发作史，应暂缓接种或不予接种。

- 低体重早产儿，应暂缓接种或不予接种。

- 妊娠期女性暂不予接种疫苗，哺乳期女性应咨询医生意见。

接种脊髓灰质炎疫苗后半小时内应禁止热食、热饮，以免失效。

接种脊髓灰质炎减毒活疫苗后一般不会出现不良反应，发热是最常见的症状。少部分接种者可能还会出现呕吐、恶心、腹泻等不良反应，一般可自行消失。极少数接种者有发生麻痹性脊髓灰质炎的概率。

接种脊髓灰质炎灭活疫苗后，有些人的注射部位会出现疼痛、发热、硬结等不良反应，还有些接种者可能出现头痛、兴奋、易激惹和嗜睡等异常反应，但经过数小时到数天后就会消失。

接种脊髓灰质炎疫苗后，如果出现皮疹、瘙痒、结膜炎、喉咙肿胀、憋喘、心跳加快、过敏性休克等严重过敏反应，应立即就医。

乙型脑炎疫苗

乙型脑炎疫苗是预防流行性乙型脑炎（乙脑）的有效措施。乙脑是由乙脑病毒引起的一种侵害中枢神经系统的急性传染病，是一种通过蚊子叮咬传播的疾病。乙脑病毒可以在蚊虫体内繁殖，再通过叮咬人畜造成感染发病。儿童是高发人群，常表现为高热、意识不清、惊厥、呼吸减弱、脑膜刺激征，甚至造成死亡或留下神经系统后遗症。

乙型脑炎疫苗接种后，可促使人体产生针对乙型脑炎的抗体，当病毒入侵时可以将其快速清除，有效预防流行性乙型脑炎。目前我国使用的乙型脑炎疫苗主要包括减毒活疫苗和灭活疫苗。

● 预防疾病

预防流行性乙型脑炎。

● 接种年龄

适用于6月龄或8月龄以上的儿童。

从非疫区进到疫区的成人和儿童也可接种。

● 接种方法

减毒活疫苗需接种2剂次，儿童在8月龄、2周岁各接种1剂。

灭活疫苗共接种4剂次，8月龄需接种2剂，两针间隔7～10天；2周岁、6周岁各接种1剂。

● 是否需要加强针

减毒活疫苗第1针接种后，保护作用可维持至少5年，在失效前给予第2针进行加强后，则可获得终身免疫。

灭活疫苗连续接种2针后可形成基础免疫，保护力可持续1年。第3针后可加强免疫，保护作用可再持续3～4年。第四针后可维持相当长的一段时间。

● 是否免费

属于国家免疫规划疫苗，儿童免费接种。

禁忌证

减毒活疫苗与灭活疫苗不同，不同毒株的说明书禁忌也不同，以下是常见禁忌证，具体请咨询专业医生意见。

- 对乙型脑炎疫苗任何组分有严重过敏者，应暂缓接种或不予接种。

- 患有癫痫等神经系统疾病，且病情尚未得到控制者，应暂缓接种或不予接种。

- 患有急慢性疾病、发热等疾病，应暂缓接种或不予接种。

- 存在免疫缺陷、免疫功能低下（包括 HIV 感染）或正在接受免疫抑制剂治疗的患者，应暂缓接种或不予接种。

- 1 个月内接种过其他减毒活疫苗者，需间隔 28 天以上再接种。

- 家族或自己曾有过惊厥发作史，应暂缓接种或不予接种。

- 妊娠期女性不予接种，哺乳期女性应咨询医生意见。

不良反应

乙型脑炎疫苗常见的不良反应有发热，轻度发热大部分都会在 1 ~ 2 天内自行缓解，高热或发热超过两天者可物理降温或服用退热药。如果高热不退，应及时到医院就诊。

接种减毒或灭活疫苗者，除了发热外，可能出现注射部位的红肿、疼痛或散在皮疹，一般 24 小时之内会消退。

如果出现严重过敏，发生休克、紫癜、水肿等情况，应及时去医院就诊。

轮状病毒疫苗

秋末冬初是轮状病毒的高发期，传染性很强，一般通过消化道、密切接触和呼吸道传播，会出现腹泻腹痛、发热、呕吐、肠胃炎等主要症状，腹泻每日5 ~ 10次或10次以上，可持续3 ~ 9天。严重者可出现病毒性心肌炎、肺炎、脑炎、感染性休克等并发症。

接种轮状病毒疫苗是预防轮状病毒肠炎最有效、最经济的医学手段，适用于2月龄 ~ 3岁的婴幼儿。接种疫苗后，可刺激机体对多种轮状病毒产生免疫力，从而起到预防腹泻和胃肠炎的作用。

轮状病毒疫苗目前主要有两类，分别为单价轮状病毒活疫苗和5价重配轮状病毒减毒活疫苗。单价轮状病毒活疫苗是国产疫苗，每支为3毫升，可预防因A群轮状病毒引起的婴幼儿腹泻；5价重配轮状病毒减毒活疫苗是进口疫苗，每支为2毫升，可以预防因G1、G2、G3、G4、G9五种病毒血清型引起的轮状病毒胃肠炎。

● 预防疾病

预防婴幼儿因感染轮状病毒导致腹泻或胃肠炎。

● 接种年龄

单价轮状病毒活疫苗适用于2月龄 ~ 3岁的婴幼儿。

5价重配轮状病毒减毒活疫苗适用于6周 ~ 32周的婴幼儿。

接种方法

轮状病毒疫苗是口服制剂，直接喂于婴幼儿，切勿用热水送服。可选择每年的7～10月份进行接种，一般不在秋季腹泻流行季节使用。

是否需要加强针

目前我国使用的轮状病毒减毒活疫苗，其保护率达70%以上，对重症腹泻的保护率可达90%以上，保护时间为1年。因此，高发人群婴幼儿应每年口服一次。

是否免费

属于二类疫苗，因地域不同，可能价格也有所不同，家长可自愿自费为婴幼儿接种。

禁忌证

- 对轮状病毒减毒活疫苗任何组分有严重过敏者，应暂缓接种或不予接种。
- 患有癫痫等神经系统疾病，且病情尚未得到控制者，应暂缓接种或不予接种。
- 患有急慢性疾病、发热等疾病，应暂缓接种或不予接种。
- 存在免疫缺陷、免疫功能低下（包括 HIV 感染）或正在接受免疫抑制剂治疗的患者，应暂缓接种或不予接种。
- 1 个月内接种过其他减毒活疫苗者，需间隔 28 天以上再接种。
- 家族或自己曾有过惊厥发作史，应暂缓接种或不予接种。
- 既往有肠套叠病史者、慢性胃肠疾病或近期有腹泻的患儿，应暂缓接种或不予接种。
- 对乳胶敏感的婴幼儿，应暂缓接种或不予接种。
- 既往有未矫正的先天性胃肠道畸形病史，应暂缓接种或不予接种。

轮状病毒疫苗口服后一般不会有什么不良反应，少数人在口服之后会出现低热、呕吐、腹泻、皮疹等轻微反应，一般会自行缓解和消退。如果出现严重的过敏、高热不退、严重腹泻呕吐、呼吸困难、昏迷等不良反应，及时就医。

B 型流感嗜血杆菌疫苗

B型流感嗜血杆菌（Hib）可引起婴幼儿肺炎、脑膜炎等严重疾病，甚至死亡。患脑膜炎预后还会出现行为不正常、运动障碍、听力障碍、抽搐、视力问题、智力发育障碍、言语不协调或障碍等后遗症。

6～11月龄是高发期，5岁以下婴幼儿均是易感人群。主要传播途径是飞沫传播和感染病人的分泌物传播。

● 预防疾病

预防B型流感嗜血杆菌侵害引起的疾病。

● 接种年龄

适用于从2～17月龄的婴幼儿常规免疫接种。

● 接种方法

2～6月龄接种3剂，每次间隔2个月，并推荐于18月龄时加强1剂。

2～14月龄接种2剂，在2月龄时接种第一针，间隔1～2个月接种第二针。

15月龄或更大月龄的幼儿只需接种1针。

2月龄～2岁的婴幼儿建议在大腿前外侧肌肉或臀部肌肉注射。2岁以上儿童于上臂外侧三角肌处肌肉注射，特别注意不能注入血管中。

● 是否需要加强针

完成2针后，12～15月龄期间加强免疫1针。加强免疫与基础免疫第二针之间的间隔不得少于2个月。

● 是否免费

属于二类疫苗，因地域不同，可能价格也有所不同，家长可自愿自费为婴幼儿接种。

禁忌证

- 已知对疫苗中任何成分过敏者，特别是破伤风类毒素过敏者或既往接种 Hib 疫苗过敏者，不予接种。

- 患有癫痫等神经系统疾病，且病情尚未得到控制者，应暂缓接种或不予接种。

- 患有急慢性疾病、发热等疾病，应暂缓接种或不予接种。

- 对破伤风类毒素过敏、严重心脏病、高血压、肝肾脏病患者，应暂缓接种或不予接种。

- 本品仅限于婴幼儿接种，孕妇禁用。

不良反应 B 型流感嗜血杆菌疫苗的不良反应主要是注射部位轻微发红、肿胀和疼痛、发热、食欲不振、烦躁不安、呕吐、腹泻等。一般在接种后24～48 小时内可自行缓解。

肺炎球菌疫苗

肺炎球菌不仅可以导致儿童肺炎，还会引起脑膜炎、中耳炎、鼻窦炎等严重疾病，对儿童的身体健康有很大的威胁。

肺炎球菌疫苗可以有效地控制肺炎球菌的生长和繁殖，从而达到预防肺炎的目的。预防肺炎的肺炎球菌疫苗有7价、10价、13价、23价等，目前较常见的是13价和23价。

● 预防疾病

预防肺炎球菌引起的肺炎、菌血症和脑膜炎等疾病。

● 接种年龄

13价肺炎球菌多糖结合疫苗适用于6周龄～5周岁儿童常规免疫接种。其中辉瑞公司生产的13价疫苗适用于6周龄至15月龄婴幼儿接种，而玉溪沃森公司生产的13价疫苗适用于6周龄～5周岁儿童接种，不同年龄的婴儿和儿童可区别接种。

23价肺炎球菌多糖疫苗适用于2岁以上感染肺炎球菌、患肺炎球菌性疾病风险增加的人群，尤其是老年人、免疫功能受损者、慢性病患者、医务人员等易感重点人群。

● 接种方法

幼儿为上臂外侧三角肌，婴儿为大腿前外侧（股外侧肌）。

进口PCV13（13价肺炎球菌多糖结合疫苗）：

推荐常规免疫接种程序为2、4、6月龄进行基础免疫，12～15月龄加强免疫。基础免疫首剂最早可以在6周龄接种，之后各剂间隔4～8周。

国产PCV13（13价肺炎球菌多糖结合疫苗）：

2～6月龄（最小满6周龄）婴儿共接种4剂。推荐首剂在2～3月龄（最小满6周龄）接种，基础免疫接种3剂，每剂接种间隔2个月；于12～15月龄时加强接种第4剂。

7～11月龄婴儿接种2剂，各剂接种间隔至少为2个月。12月龄后接种第3剂，与第2次接种至少间隔2个月。

12～23月龄儿童接种2剂，每次接种间隔时间至少为2个月。

24月龄～5岁儿童：接种1剂。

PPV23（23价肺炎球菌多糖疫苗）

接种对象通常只接种1剂次，一般不建议进行再次接种。对需要再次接种的，应间隔至少5年。

● 是否需要加强针

不同人群接种不同疫苗后，产生的保护时间各有所不同。

肺炎球菌疫苗的保护作用因疫苗的种类有所不同。

接种PPV23第3周后开始出现保护性作用，5~10年后抗体降低。临床研究表明，第1次接种本疫苗后，可提供至少9年的保护。

婴幼儿接种PCV13疫苗后体内可产生保护性抗体，至少能持续2年。

● 是否免费

属于二类疫苗，因地域不同，可能价格也有所不同，家长可自愿自费为婴幼儿接种。

禁忌证

- 已知对疫苗中任何成分过敏者不予接种。

- 患有癫痫等神经系统疾病，且病情尚未得到控制者，应暂缓接种或不予接种。

- 患有急慢性疾病、发热等疾病，应暂缓接种或不予接种。

- 接受免疫抑制剂治疗的病人，应暂缓接种或不予接种。

- 妊娠期和哺乳期的妇女，应暂缓接种或不予接种。

不良反应

肺炎球菌疫苗一般接种之后没有什么不良反应，少部分人会出现注射部位疼痛、红斑、肿胀、硬结、发热、乏力、咳嗽、肌痛等症状，一般在1~2天内可自行消退。如果出现过敏、淋巴结炎等严重不良反应，及时到医院就诊。

水痘疫苗

水痘疫苗是采用水痘-带状疱疹病毒的传代毒株制成的，是预防水痘感染的唯一方法。接种水痘疫苗虽然不能完全不传染，但能很好地预防水痘，以及水痘带状疱疹引起的并发症。

水痘是一种急性传染病，好发于春秋季，人是该病毒的唯一宿主，90%以上在儿童中传播。水痘会导致全身性斑疹或疱疹，且出疹前会先出现发热、乏力、食欲减退、畏寒等全身性不适症状。一般人症状较轻，但少数人可合并肺炎、脑炎等发展为重症病例，甚至因出血、脓毒症等致死，孕妇罹患水痘还可能导致胎儿畸形或死亡。传播途径为飞沫呼吸道传播、接触传播、母婴垂直传播，儿童若接触了水痘患者的疱疹液、血液、口腔分泌物、飞沫等，或者被水痘病毒污染的物品，都有可能被感染。

● 预防疾病

预防水痘以及并发症。

● 接种年龄

1岁以上没有水痘病史的易感人群。

● 接种方法

上臂外侧三角肌处皮下注射，一般来说可接种2剂，18月龄接种第一剂，4岁接种第二剂。

如果未接种过水痘疫苗，18月龄～3岁者在接种第一剂后，满4岁可接种第二剂，两针间隔3个月以上；4～12岁者接种两剂，两剂至少间隔3个月。

● 是否需要加强针

接种一剂次水痘减毒活疫苗保护力可持续6年，之后会迅速衰减。
接种两剂次该疫苗后，保护力可持续10年以上。

是否免费

水痘减毒活疫苗属于二类疫苗，因地域不同，可能价格也有所不同，家长可自愿自费为婴幼儿接种。部分地区（如上海、天津）会实行免费接种。

禁忌证

- 已知对疫苗中任何成分过敏者不予接种。

- 患有癫痫等神经系统疾病，且病情尚未得到控制者，应暂缓接种或不予接种。

- 患有急慢性疾病、发热等疾病，应暂缓接种或不予接种。

- 进行免疫抑制治疗的病人，应暂缓接种或不予接种。

- 妊娠期和哺乳期的妇女，应暂缓接种或不予接种。

不良反应

一般接种之后没有什么不良反应，少部分人会出现注射部位疼痛、红斑、肿胀、硬结、发热、乏力、肌痛等症状，一般在 1~2 天内可自行消退。如果出现过敏、持续高热、水痘感染、脑膜炎等严重不良反应，及时到医院就诊。接种水痘疫苗后并不会立刻产生抗体，1 个月内远离水痘病人。

流感疫苗

用来预防流行性感冒病毒引起的流行性感冒（流感）的疫苗，都称为流感疫苗。流感病毒分甲、乙、丙三种血清型。流感的主要症状包括发热、头痛、全身无力、流涕、干咳、咽痛等，可引起喉炎、气管炎、支气管炎、毛细支气管炎、肺炎、心肌炎和心包炎等并发症。

易感人群及时接种疫苗是预防流感的主要措施。季节流感疫苗分为全病毒灭活疫苗、裂解疫苗和亚单位疫苗三种，有国产和进口之分，每种疫苗均含有甲1

亚型、甲3亚型和乙型三种流感灭活病毒或抗原组分，三种疫苗的免疫原性和不良反应相差不大。

● 预防疾病

预防季节流感疾病。

● 接种年龄

6月龄以上的儿童或其他易感人群均可接种。

● 接种方法

3岁以下的儿童每年接种两针，需要使用儿童剂量，两针间隔时间为一个月。

3岁以上的儿童和成年人每年接种一针，需要使用成年人的剂型。

9、10月份是接种流感疫苗的最佳时机。

● 是否需要加强针

接种流感疫苗后2～3周可以获得免疫力，一般保护力可持续1年，所以易感人群每年都需要接种。

● 是否免费

属于二类疫苗，因地域不同，可能价格也有所不同，家长可自愿自费为婴幼儿接种。部分地区针对易感人群会实行免费接种。

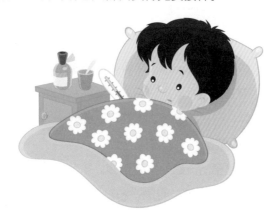

禁忌证

- 已知对疫苗中任何成分、鸡蛋过敏者不予接种。

- 患有癫痫等神经系统疾病，且病情尚未得到控制者，应暂缓接种或不予接种。

- 患有急慢性疾病、发热等疾病，应暂缓接种或不予接种。

- 进行免疫抑制治疗的病人，应暂缓接种或不予接种。

- 妊娠期和哺乳期的妇女，应暂缓接种或不予接种。

不良反应

接种流感疫苗后常见的不良反应有局部疼痛、发热、疲劳乏力、头痛、头晕、恶心等，一般会在短时间内自行消退。少数人会出现局部红肿、瘙痒、过敏、胸闷、口干、咽喉疼痛、咳嗽、肌肉关节疼痛、食欲不振、腹痛腹泻等症状，如果情况严重，需及时就医。

狂犬疫苗

狂犬疫苗是用来预防狂犬病的一种疫苗。狂犬病的潜伏期长短不一，多数在3个月以内。典型的临床表现过程分为前期、兴奋期、麻痹期，整个病程6～10日，患者会出现兴奋、怕水、肢体软弱、腹胀、共济失调、肌肉瘫痪、大小便失禁等症状，也会出现肺炎、气胸、纵隔气肿、心律不齐、心力衰竭、动静脉栓塞、上腔静脉阻塞、上消化道出血、急性肾衰竭等并发症，最终因呼吸肌麻痹与延髓性麻痹而死亡。

狂犬病一旦发作，死亡率基本是100%。因此，被狂犬咬伤之后应立即接种狂犬病疫苗，严重的还需要增加血清和免疫球蛋白的注射。家有宠物一定要按照免疫程序定期给宠物进行疫苗的注射，同时防止被宠物咬伤。

人用狂犬病疫苗均为灭活疫苗，在我国主要包括纯化Vero细胞疫苗、人二倍体细胞疫苗、原代地鼠肾细胞疫苗、原代鸡胚细胞疫苗四类。各类疫苗免疫效果、安全性和有效性均有效。

● 预防疾病

预防狂犬病。

● 接种年龄

这些情况暴露后，任何人群均需接种：

◆皮肤一处或多处被可疑动物抓伤或咬伤（不管是否出血）；

◆未闭合的伤口或黏膜接触到可疑动物的唾液或者组织；

◆本身已破损皮肤被可疑动物舔舐。

暴露前接种：凡是具有高度狂犬病病毒暴露风险的人员均建议接种。

● 接种方法

狂犬病疫苗接种分为暴露后和暴露前接种，不同情况所需接种次数和间隔时间不同。2岁及以上人群为上臂三角肌注射，2岁以下儿童为大腿前外侧注射。

禁止臀部注射，由于臀部脂肪较多且免疫应答差，可能导致免疫失败；禁止血管内注射，注入血管可能会发生严重的不良反应甚至休克。

暴露后接种：可选两种免疫程序，具有相同的免疫效果。

◆接种5次，接种时间为暴露当天以及第3、7、14和28天，共需注射5针。

◆接种3次，接种时间为暴露当天和第7、21天，暴露当天需注射2针（左右上臂三角肌），共注射4针。

暴露前接种：需接种3次，分别于暴露当天以及第7、21（或28）天各注射1次。

● 是否需要加强针

接种狂犬病疫苗后，一般1~2周后产生抗体，保护力可维持3~5年，甚至10年。但是具有高度暴露风险的人群或者完成全程接种后再次被咬伤，需根据实际情况进行加强免疫。

某些群体接种后可以进行抗体检测：

自身免疫缺陷或使用了免疫抑制剂的免疫功能低下患者，接种后免疫应答差，接种后2~4周对中和抗体水平进行检测；

狂犬病病毒实验的实验人员需每半年进行一次抗体检测；

兽医、动物检疫人员等需每2年检测一次。

● 是否免费

属于自费疫苗。

禁忌证

因为狂犬病为致死性的疾病，因此被可疑动物致伤后，疫苗接种不存在任何禁忌。即使存在特殊情况，也应在严密监护下完成接种。如果是暴露前接种，禁忌证如下：

- 已知对疫苗中任何成分过敏者不予接种。
- 患有癫痫等神经系统疾病，且病情尚未得到控制者，应暂缓接种或不予接种。
- 患有急慢性疾病、发热等疾病，应暂缓接种或不予接种。
- 进行免疫抑制治疗的病人，应暂缓接种或不予接种。
- 妊娠期和哺乳期的妇女，应暂缓接种或不予接种。
- 有惊厥的家族史或个人史，应暂缓接种或不予接种。

不良反应

注射狂犬疫苗之后，少数人会出现局部疼痛、红肿、硬结、瘙痒、发热，甚至水肿、淋巴结肿大等不良反应，症状轻微者在短时间内会消退，不需要进行特殊处理，如果出现严重不良反应，则需要及时就医。

3

免费疫苗与自费疫苗怎么选

预防接种是孩子的"健康保护伞"，免费疫苗和自费疫苗都能有效预防各种疾病，只是我国是发展中国家，考虑实际承受能力，将疫苗划分为免费和自费两种。目前，我国为儿童可免费接种11个品种疫苗。

免费疫苗（一类免疫规划）

国家免疫规划一类疫苗免疫程序表

疫苗种类		总剂次	接种年龄															
			0月	1月	2月	3月	4月	5月	6月	7月	8月	9月	18月	2岁	3岁	4岁	5岁	6岁
乙肝疫苗★		3	1	2					3									
卡介苗		1	1															
脊灰疫苗	IPV★	2			1	2												
	OPV★	2					3									4		
百白破疫苗★		4				1	2	3					4					
白破疫苗		1																1
麻腮风疫苗		2									1		2					
乙脑减毒活疫苗		2									1			2				

备注：标★有非免疫规划疫苗（自费疫苗）替代接种。

续表

疫苗种类	总剂次	接种年龄															
		0月	1月	2月	3月	4月	5月	6月	7月	8月	9月	18月	2岁	3岁	4岁	5岁	6岁
乙脑灭活疫苗	4									1、2			3				4
A群流脑疫苗★	2							1			2						
A+C群流脑疫苗★	2													1			2
甲肝减毒活疫苗	1										1						
甲肝灭活疫苗	2											1	2				

备注：

　　标★的疫苗可按照免疫规划疫苗接种程序和疫苗说明书，有自费疫苗可替代。

　　1.选择乙脑减毒活疫苗，接种2剂次。

　　选择乙脑灭活疫苗，接种4剂次。每剂间隔7~10天。

　　2.选择甲肝减毒活疫苗，接种1剂次。

　　选择甲肝灭活疫苗，接种2剂次。

　　3.具体以接种说明书为准。

自费疫苗（非免疫规划二类疫苗）

自费疫苗就是指国家非免疫规划的二类疫苗，家长可自愿选择、付费接种，是对免费疫苗的有力补充，可以帮助孩子预防更多疾病。

国家非免疫规划二类疫苗免疫程序表

疫苗种类		总剂次	接种年龄																				
			0月	1月	6周	2月	3月	4月	5月	6月	7月	8月	9月	12月	15月	18月	2岁	3岁	4岁	5岁	6岁	8岁	9岁
乙肝疫苗★		3	1	2						3													
轮状病毒疫苗	5价进口	3	基础免疫每剂间隔4～10周，超龄无法补种。 第1剂次：6～12周龄 第2剂次：10～22周龄 第3剂次：14～32周龄 （不晚于32周龄）																				
	单价国产	1	2月龄～3岁间，每年1剂次																				
肺炎疫苗	13价进口	4	基础免疫2、4、6月龄各1剂，每剂间隔4～8周，最早第1剂需6周龄接种											加强免疫1剂次									
	13价国产	1～4	6周龄起始：4剂，基础免疫2、4、6月龄各1剂次，间隔至少1个月；12～15月龄加强免疫1剂次； 7～11月龄起始：3剂，基础免疫7、9月龄各1剂次，间隔至少1个月；12～15月龄加强免疫1剂次； 12～23月龄起始：2剂，基础免疫1剂次，加强免疫1剂，间隔至少2个月； 24～71月龄起始：1剂，2～5岁内接种1剂次																				
	23价进口	1															2岁以上，1剂次						

疫苗种类	总剂次	接种年龄																					
		0月	1月	6周	2月	3月	4月	5月	6月	7月	8月	9月	12月	15月	18月	2岁	3岁	4岁	5岁	6岁	7岁	8岁	9岁
5 联疫苗 ★（脊髓灰质炎灭活疫苗、无细胞百白破疫苗和 b 型流感嗜血杆菌疫苗）	4				基础免疫2、3、4 月龄或 3、4、5 月，各1剂次；每剂间隔 1～2月										18～24 月龄加强1剂次								
4 联疫苗 ★（无细胞百白破疫苗、b 型流感嗜血杆菌疫苗）	4				1	2	3								18～25 月龄加强1剂次								
单价 b 型流感嗜血杆菌疫苗	4				1	2	3						12～15 月龄加强1剂次										
A+C 群流脑多糖结合疫苗 ★	2				6 月龄～2 岁接种 2 剂次，间隔 1 个月；2～15 岁接种 1 剂次																		
ACYW135 流脑多糖结合疫苗 ★	2														2 岁以上 1 剂次；再次接种于初免 2～3 年后 1 剂次								
水痘疫苗	2												1			2							
流感疫苗	1/2				6 月龄～3 岁：首次接种 2 剂次，间隔 4 周；如既往接种过，再接种 1 剂次。3 岁以上：每年接种 1 剂次																		

疫苗种类	总剂次	接种年龄																			
		0月	1月	6周	2月	3月	4月	5月	6月	7月	8月	9月	12月	15月	18月	2岁	3岁	4岁	5岁	6岁	8岁	9岁
宫颈癌疫苗（HPV九价）	3																					按照0、2、6月的免疫程序接种3剂，所有3剂应在一年内接种完毕
霍乱疫苗																2岁以上，按0、7、28天各1剂次						

备注：

标★的疫苗可按照免疫规划疫苗接种程序和疫苗说明书，替代免疫规划疫苗。

1.五联疫苗=百白破+脊灰+Hib；可替代百白破疫苗、脊灰疫苗、Hib疫苗。

2.国产HPV2价：9~14周岁接种2剂次，0、6月各接种1剂次。

进口HPV2价：0-1-6程序。

进口HPV4价：0-2-6程序，3剂应在1年内接种完成。

进口HPV9价：0-2-6程序，3剂应在1年内接种完成。

3.具体以接种说明书为准。

自费疫苗推荐

有一些自费疫苗还是应该接种的，比如B型流感嗜血杆菌疫苗、肺炎疫苗、流感疫苗、宫颈癌疫苗、手足口病疫苗、流脑疫苗、水痘疫苗、轮状病毒疫苗。

接种注意事项

有一些疫苗同时提供免费和自费疫苗，该怎么选？

一般情况下选择免费产品，免疫效应差不多，但是流脑疫苗建议选择自费的AC结合疫苗、4价多糖疫苗、4价结合疫苗，其效果和覆盖面要比免费疫苗更好一些。

● 免费疫苗和自费疫苗能否同时接种？

一般不建议同时接种，需间隔15天以上。两种以上的活疫苗可以同时接种，也可以间隔4周后接种；活疫苗和灭活疫苗之间也可以同时接种或者间隔任何时间接种。

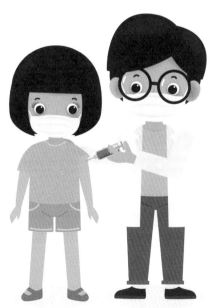

联合疫苗有必要打吗

什么是联合疫苗

联合疫苗是指含有两个或多个活的、灭活的生物体或者提纯的抗原，由生产者联合配制而成。这种疫苗基本可用于预防多种疾病或者由同一生物引起的不同疾病。

联合疫苗的优势

孩子自出生之日起，就开始了接种疫苗之路，为了预防多种不同的疾病，在2岁前就需要完成二三十剂的疫苗接种。粗略估计，平均每两周就要带孩子进行一次疫苗接种，如果是体质弱、接种部位常有不良反应的孩子，还要承受更多的疼痛。

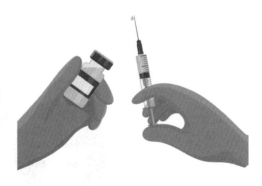

联合疫苗的最大优势就是可以简化疫苗接种程序，将多种疫苗联合配制，不仅同样有效预防多种疾病，还减轻了家长和孩子的负担。

联合疫苗安全吗

联合疫苗并不是单纯的疫苗组合，而是对不同疫苗中抗原的可溶性、物理兼容性和稳定性，以及不同抗原之间的竞争、抑制、不良反应加重等情况做了充分的研究和保障，因此是非常安全的，还提高了单一疫苗的相对安全性。

有哪些联合疫苗

常见的联合疫苗有二联、三联、四联、五联。

● 二联疫苗：主要有白破疫苗、甲乙肝疫苗

白破疫苗：白喉+破伤风。可有效预防百日咳、白喉、破伤风3种传染病。免疫程序为3月龄以上儿童接种3次，间隔1个月，1.5～2周岁加强注射1针。6周岁时用白破二联加强注射0.5毫升。

甲乙肝联合疫苗：甲肝+乙肝。用于预防甲型肝炎病毒和乙型肝炎病毒的感染。儿童型甲乙肝联合疫苗适用于1～15岁（包括15岁）无免疫力和有感染甲型肝炎和乙型肝炎危险的婴幼儿和少年，不得用于新生儿母婴阻断接种。基础免疫需接种3剂次，于选定日期接种首剂，1、6个月后接种第2、3剂疫苗。接种开始后，整个基础免疫接种需使用同一种疫苗。

● 三联疫苗：主要有百白破疫苗、麻腮风疫苗、AC 流脑-Hib 联合疫苗

百白破疫苗：百日咳+白喉+破伤风。属于国家免疫规划程序中的疫苗，接种对象为3～24月龄儿童。需接种4剂次，3～6月龄基础免疫接种3剂次，间隔时间为1个月，8～24月龄加强免疫接种1剂次。

麻腮风联合减毒活疫苗：麻疹+流行性腮腺炎+风疹。属于国家免疫规划程序中的疫苗，接种对象为8月龄以上的儿童。基础免疫程序为8月龄和18月龄各接种1剂次。

AC流脑-Hib联合疫苗：A+C群流脑疫苗和B型流感嗜血杆菌疫苗。

2～5月龄共需接种3针，间隔1个月。不需再接种6～18月龄的免费A群流脑多糖疫苗，满18月龄接种1针单一成分的Hib疫苗，或含Hib疫苗成分的联合疫苗，如五联疫苗或四联疫苗。

6～11月龄初始接种者，共需接种2针，间隔1个月。不需要再接种6～18月龄的免费A群流脑多糖疫苗。建议满18月龄接种一针单一成分的Hib疫苗，或含Hib

疫苗成分的联合疫苗，如五联疫苗或四联疫苗。

12～72月龄：接种过免费的A群流脑多糖疫苗，但如未接种过自费Hib疫苗，只需接种1针，与最后一针A群流脑多糖疫苗间隔3个月。

上述接种方式后，本应在3、6岁时各接种1针的免费AC流脑多糖疫苗，建议都用自费的ACYW135流脑多糖疫苗替代。

● 四联疫苗：百白破 +Hib 疫苗

由百日咳、白喉、破伤风和Hib抗原经过灭活、纯化后联合在一起制成的。基础免疫程序为出生后6个月内接种3剂，于3、4、5月龄分别接种，每剂至少间隔1个月，18～24月龄再加强接种1剂（与第3剂接种至少间隔6个月）。

● 五联疫苗：脊髓灰质炎灭活疫苗、百白破疫苗、B 型流感嗜血杆菌疫苗的联合疫苗

五联疫苗共需接种4针，前3针为基础免疫，第四针为加强免疫。2、3、4月龄完成基础免疫，最短间隔1个月，18月龄完成加强免疫1针，与第3针间隔6个月以上。接种过五联疫苗之后，就不需再接种免费的无细胞百白破疫苗、脊髓灰质炎疫苗和自费的Hib疫苗，可以和其他疫苗同时接种。

一般在选了五联疫苗后不推荐更换疫苗种类，如果因为客观原因无法继续接种，有两种替代方案：

更换为免费的百白破疫苗+免费的脊髓灰质炎疫苗+自费的流感嗜血杆菌疫苗。

更换为自费的百白破+Hib四联疫苗+免费的脊髓灰质炎疫苗。

5 减毒活疫苗和灭活疫苗哪个更安全

按照疫苗的成分性质，可分为减毒活疫苗、灭活疫苗、类毒素、多糖蛋白结合疫苗、基因工程疫苗等多个类型。即使是预防同一种疾病，除了免费和自费的疫苗选择外，我们也面临着不同的疫苗选择，比如减毒活疫苗、灭活疫苗等，哪个更安全呢？我们先来了解一下这两种疫苗。

什么是减毒活疫苗

减毒活疫苗是指病原体经过处理后，毒力降低，通过注入减毒的活疫苗让人体产生免疫抗体，而不产生临床症状。除了皮下注射，还可通过口服、鼻内喷雾等方式进行免疫。

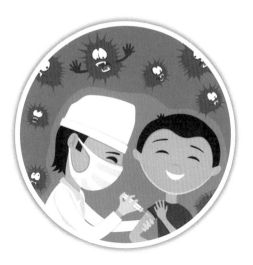

减毒活疫苗一般接种1剂就能达到一定的预防效果。其优点在于免疫效果好，可以诱发人体全面、稳定、持久的体液免疫、细胞免疫和黏膜免疫应答，接种剂次少；但缺点就是存在小概率的接种风险，比如脊髓灰质炎减毒活疫苗。

目前常用的减毒活疫苗包括卡介苗、麻腮风联合减毒活疫苗、水痘减毒活疫苗、脊髓灰质炎减毒活疫苗、轮状病毒减毒活疫苗等。

什么是灭活疫苗

灭活疫苗是具有免疫性的"死疫苗"，指采用物理或者化学的方法处理病原体后，使其失去致病力但保留抗原性，可诱发机体产生免疫应答，达到预防疾病的目的。

灭活疫苗的优点在于安全性更高，能够保证注射入人体后有效，却不会引发疾病；缺点就是进入人体后不能生长繁殖，对机体的刺激时间较短，要想获得持久免疫力需多次重复接种，才能产生足量的保护性抗体，否则难以形成保护性抗体，一般接种第2剂或3剂后才能产生保护性免疫。

总之，无论是减毒活疫苗还是灭活疫苗，都有不错的预防效果，很多常见疫苗也都经过了多年的充分研究，不良反应并不多见。不过由于减毒活疫苗具有一定的活性，可能会在免疫功能缺陷者体内过度复制，引发严重的疫苗不良反应，因此免疫功能缺陷者要慎重接种减毒活疫苗。

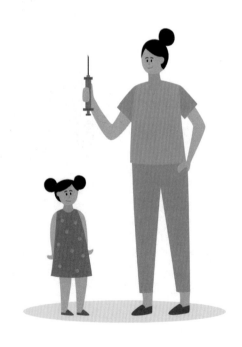

儿童疫苗接种常见问题

儿童接种疫苗前后家庭须知

● 接种疫苗前注意事项

- 记得带好预防接种证。

- 了解要接种的疫苗相关知识：比如要接种免费的疫苗还是自费的疫苗，以及接种时间。

- 了解要接种的疫苗禁忌证：过敏史、急慢性疾病、免疫系统等问题及时咨询专业医生。

- 了解孩子的健康状况：孩子最近是否有发热、腹泻、感冒、咳嗽、严重湿疹等症状，是否在吃药，3 个月内有没有使用过免疫球蛋白等。

- 服用脊髓灰质炎糖丸前半小时内不要哺乳或喂食。

- 做好孩子的护理工作：保证充足睡眠，均衡饮食，不要空腹，洗净手臂，穿舒适宽大衣物，带好温开水等。

● 接种疫苗后注意事项

- 接种完一定要留观 30 分钟。尽量不进食，观察是否有急性过敏反应。离开之前还应检查接种部位有无渗血，局部有无红肿。

- 服用脊髓灰质炎糖丸或口服轮状病毒疫苗后，半小时内不要哺乳或喂食。

- 接种完当天尽量不洗澡。防止病原微生物入侵，诱发局部出现红肿或疼痛等不适症状。

- 多饮温开水。有助于新陈代谢，可减轻接种疫苗所引起的不良反应。

- 不宜剧烈运动，避免身体过于劳累，引发不良反应。

- 避免去人员密集的地方，防止病原微生物入侵而出现交叉性感染。

- 随时观察症状。接种完几天内随时观察是否出现不适症状，一般情况下，轻微的局部硬结、红肿、疼痛、发热等不良反应在 1~2 天内会自行消退。若出现严重不良反应，需及时就医。

过敏体质儿童如何接种

有些孩子属于易过敏体质，那么应该怎么接种疫苗，才能避免不良反应呢？易过敏体质儿童在选择疫苗接种时，可根据孩子的过敏原选择疫苗类型。

- 如果近期孩子正处于严重过敏期，应及时咨询医生建议，暂缓接种。

- 如果孩子只对花粉、海鲜、鸡蛋、乳制品等特定物品过敏，可选择在非过敏期间进行疫苗接种。

- 如果孩子在接种后出现过敏情况，根据过敏轻重情况，实时调整。若只是轻微起疹，两三天内自行消退，一般不需特别处理；如果持续严重过敏，那么应及时就医。

- 如果孩子在接种一个疫苗后出现严重过敏情况，切记在下次接种疫苗之前告知医生孩子的过敏情况，根据医生建议再选择疫苗接种。

早产儿如何接种疫苗

一般早产儿的生长发育并不完善，免疫系统也不够成熟，功能无法与足月儿相比，在接种疫苗之后可能会产生不了足够的抗体，所以有些疫苗并不适合早产儿接种。

但正由于早产儿免疫能力不足，如果感染疾病后会导致严重病情，可咨询医生尽早为早产儿接种适合的疫苗，可以更早得到抗体保护。以下是一些常见疫苗的早产儿接种注意事项。

乙肝疫苗：如果妈妈的乙肝表面抗原阳性，即使孩子是早产儿，也必须在出生12小时内就接种乙肝疫苗。新生儿体重如果小于2千克，第1针疫苗不应计入免疫程序，1月龄时需重新接种3剂乙肝疫苗，同时胎龄小于32周的早产儿需在7月龄进行血清学检测，如果抗体浓度较低则需加强接种。

卡介苗：出生体重不足2.5千克的早产儿不能在出生24小时之内接种。未接种卡介苗的婴儿不满3个月，可直接补种；3月龄~3岁的婴幼儿如需补种，需提前做PPD试验，阴性才可以接种。4岁或以上的儿童不能再补种卡介苗。有免疫缺陷的婴幼儿也不能接种卡介苗，因其免疫力低下，接种卡介苗可能会造成结核的播散。

百日咳疫苗：早产儿在2月龄接种2组百日咳疫苗，间隔2~4个月完成3针免疫。

Hib疫苗：胎龄小于28周的极早产儿接种Hib疫苗后需在6月龄加强1针。

脊髓灰质炎疫苗：按现行的免疫程序给早产宝贝接种，一般都能诱导产生充分的免疫应答，产生保护性抗体。

有些疫苗接种完为什么还要打加强针

一般来说，疫苗的接种分为基础免疫和加强免疫两部分。完成基础免疫之后，大部分人都会获得抗体，有的疫苗能够终生保护，有的疫苗却只能维持一段时间，免疫能力会逐渐消失，这种疫苗接种就需要进行加强免疫，可以更好地延长免疫保护力。

那么哪些疫苗需要加强呢？常见的有乙肝疫苗、百白破疫苗、脊灰疫苗等。有些疫苗需要一年后加强，有的疫苗可能需更长的时间，比如百白破疫苗的加强时间为每10年一次。还有一些疫苗的免疫时间则因人体质不同而有所区别，有的人接种乙肝疫苗后会终身免疫，有的人接种后抗体很快就消失，对于传染性很高的疾病来说，需要每隔几年就查一下抗体，以便判断是否需要加强接种。

不同的疫苗能不能同时接种

一般情况下，不同的疫苗不建议同时接种，最好有一定的间隔时间。但也有一些疫苗是可以同时接种的，目前广泛使用的减毒活疫苗和灭活疫苗同时接种不会降低免疫反应，也不会增加异常反应的发生率。比如口服脊髓灰质炎糖丸疫苗的同时可以接种卡介苗或"百白破"类毒素混合制剂，并不会加重不良反应。

同时接种两种及以上注射类疫苗时应在不同部位接种，严禁将两种或多种疫苗混合吸入同一支注射器内接种。另外，如果两种及以上注射类减毒活疫苗未同时接种，应间隔不少于28天进行接种。一种注射减毒活疫苗与一种口服减毒活疫苗也可以在同一天接种。国家免疫规划使用的灭活疫苗和口服类减毒活疫苗，如果与其他灭活疫苗、注射或口服类减毒活疫苗未同时接种，对接种间隔不做限制。

具体的混合疫苗接种情况，需要在专业医生的指导下进行接种，以免对孩子的身体造成危害。

注射免疫球蛋白多久可以接种疫苗

是否注射过免疫球蛋白，也是接种疫苗时的重要参考指征，有的疫苗需要延迟接种，有些疫苗则可以和免疫球蛋白一起使用。那么，注射免疫球蛋白之后多久才能接种其他疫苗呢？

一般情况下，灭活疫苗不受体内免疫球蛋白的影响，有时免疫球蛋白还可以和疫苗同时作用，更好地保护人体。比如狂犬病暴露严重的患者，需要在伤口周围注射狂犬病免疫球蛋白，然后再接种狂犬病疫苗；而有母亲乙型肝炎病毒感染史的新生儿在出生后也可以立即注射乙型肝炎免疫球蛋白，然后再接种乙型肝炎疫苗。通常需要先注射免疫球蛋白，再接种疫苗，两者要注射在身体的不同部位。

值得注意的是，减毒活疫苗是不可以与免疫球蛋白同时使用的。一般情况下，接种减毒活疫苗后至少需要两周之后才能够使用免疫球蛋白；如果注射过免疫球蛋白，再接种减毒活疫苗需要间隔至少3个月。不过，脊髓灰质炎疫苗、轮状病毒疫苗等口服减毒活疫苗，只在肠道和鼻腔部位诱导局部产生抗体，不会进入血液，因此不受免疫球蛋白的影响。

孩子生病期间可以接种疫苗吗

如果孩子没有特殊情况，应尽量在规定时间内完成接种疫苗。但如果孩子最近发生感冒、咳嗽、发热、严重过敏等常见病，是不建议接种疫苗的，尤其是减毒活疫苗类。

因为疫苗本身会产生一些不良反应，再加上孩子的病情可能会进一步加重，不利于判断孩子病情是因疫苗所致还是因为之前的疾病。

另外，孩子生病期间机体的抵抗力也会随之降低，接种疫苗也可能会影响机体产生抗体，降低接种疫苗的效果。一般普通感冒发热一两周后都会痊愈，再进行补种不会影响疫苗接种效果。

那如果孩子有慢性疾病，该怎么接种疫苗呢？

这要根据孩子的具体病情咨询专业医生，根据医嘱进行接种。因为有些慢性疾病不能接种疫苗，也有一些慢性疾病是可以接种的。如果是有免疫缺陷疾病，则不能接种；如果是处在慢性病的平稳期，可以考虑接种疫苗。

爱长湿疹的孩子怎么接种疫苗

婴幼儿出湿疹已经司空见惯，尤其在炎热的夏季。湿疹期绵延漫长，一时很难痊愈，那孩子在湿疹期间能否接种疫苗呢？这要根据湿疹的不同情况、类型以及严重程度来判断。

如果孩子因为鸡蛋过敏而出现湿疹，那么在接种流感疫苗、狂犬疫苗时要慎重，应咨询专业医生的意见。

如果孩子因牛奶过敏而出现湿疹，可以咨询医生是否可以将口服减毒脊髓灰质炎疫苗改为灭活脊髓灰质炎疫苗。

如果只是日常轻微湿疹，没有明显的过敏原，可以咨询医生后接种疫苗。

如果湿疹严重，尤其是接种部位也有严重的湿疹，一般不建议接种，可以先进行药物治疗，待湿疹好转之后再进行接种。

如果孩子不仅患有湿疹，而且是易过敏体质，那么在接种任何疫苗前都请咨询专业医生意见，尤其是麻疹、风疹、流行性腮腺炎等与湿疹相似症状的疫苗接种。

接种疫苗出现发热、硬结、疼痛等不良反应怎么办

个人体质不同，接种疫苗的反应也会有所不同，大部分人对疫苗不会出现不良反应，少部分人在接种疫苗之后可能会出现低热、红肿硬结、疼痛、过敏等不良反应，一般轻微的症状在一两天后会自行消退，属于正常的不良反应，不需要特别处理。那么日常应该如何护理呢？

发热：如果出现38.5℃以下的低热，可以让孩子多喝水、多休息，及时观察体温的变化以及其他反应。如果持续时间较短，一两天后就消退了，就属于正常；如果孩子发热持续3天以上未好转，或者持续高热不退，应及时就医。

红肿硬结：如果接种后注射部位产生红肿和硬结，应尽量饮食清淡，少吃海鲜、鸡蛋等易过敏以及刺激性等食物，24小时内最好不洗澡，多休息、多喝

水，避免剧烈运动。一般情况下短期内会自行消退。如果接种卡介苗后，腋下出现无痛包块，考虑可能是淋巴结肿大，应及时就医。并不建议对红肿硬结部位进行热敷，这样会导致硬块越来越大，加重局部充血、肿胀。可以在接种后3天内进行适当的冷敷，可以起到一定的缓解作用。

为什么必须按照免疫程序进行接种

目前疫苗的免疫程序均是以多年的科学实践和临床试验为依据的，遵循疫苗的免疫程序，可以更有效地产生抗体，获得更好的疾病免疫效果。

完成基础免疫后，还有一些疫苗需要隔一段时间，甚至几年再进行加强免疫，才能保证疫苗的持续保护力效果。如果不按照免疫程序进行接种，免疫效果随着时间的增长可能会逐渐消失。

另外，为什么上幼儿园和小学需要提交疫苗接种证呢？这也是为了防止传染病的流行，建立群体免疫的屏障。只有所有孩子都按规定进行接种，才能形成群体免疫屏障。如果个别人非特殊原因不按时接种，造成传染病流行，会导致更多的孩子生病。

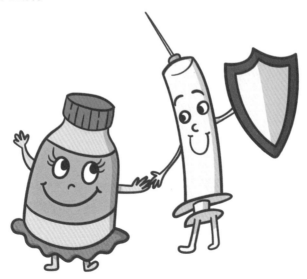

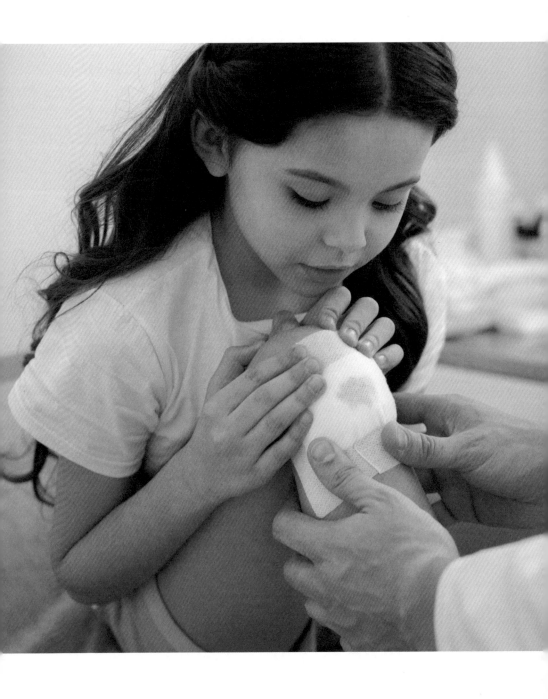

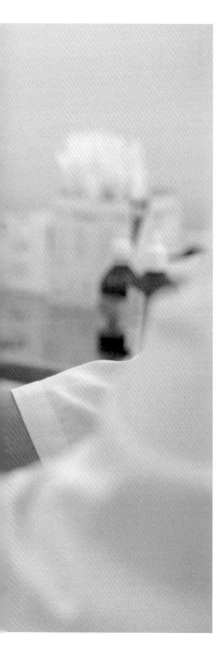

第4章

儿童急救医学常识

养育过孩子的人都知道，很多儿童意外常常防不胜防，比如摔伤、烫伤、动物咬伤、气管梗阻等。有时候，一些意外突然就发生了，如果家长学过急救知识，不仅能轻松应对，关键时刻还能把孩子从鬼门关拉回来；但如果家长对急救一无所知，面对意外可能就只能手足无措了……

1 儿童急救须知

儿童一般都比较好动，安全意识并不强。据有关数据显示，意外伤害是世界各国0~14岁儿童死亡的首位原因，同时也是儿童致残的主要原因。

而我国每年约有8万儿童死于意外伤害，约1000万儿童会遇到各种形式的意外伤害。6岁以下儿童是意外伤害高发人群。

当孩子在家里或户外等地方发生意外时，家长都会想到马上送孩子去医院。其实，面对措手不及的突发意外，家长如果掌握了科学的现场急救医学常识，就能够在关键时刻挽救孩子的生命。

儿童急救关系千家万户，家长平时除了看护好孩子，降低意外伤害的风险，还需要在日常生活中学会最基本的急救医学常识。

常备儿童急救箱

很多家庭平时会备一些感冒、发热等常用药，但日常生活中孩子难免会磕磕碰碰，除了这些常用药，还要常备更救急、更齐全的儿童急救药箱，以备不时之需。

儿童急救箱中，应尽量储备一些适合儿童服用的颗粒和口服液等药物。除了一些发热、感冒、咳嗽等常用药，还要根据孩子的病史，增加过敏药、心脏病药等"救命药"。这些处方药需要及时到医院说明情况开一些，作为常备。

以下清单列出了家庭常见的急救药品和物品，不仅实用，而且少而精，能够解燃眉之急。

儿童急救药品清单

急救药品名称	作用	注意事项
对乙酰氨基酚（泰诺林）	退热	体温超过 38.5℃，6 个月以下宝宝首选。 3 月以下宝宝如果有高热不退，请及时去医院。 一般给药间隔 4~6 小时，24 小时内最多 4 次。 蚕豆病、肝肾功能不全等患儿慎用
布洛芬(美林、托恩、安瑞克)	退热、止痛	一般用药间隔 6~8 小时，24 小时内最多 4 次。 脱水症、肾脏功能不好、哮喘等患儿慎用。 不推荐对乙酰氨基酚跟布洛芬联合使用或交替使用退热
蒙脱石散	治疗水样腹泻	2 岁以下宝宝慎用。 不可超剂量、长期服用，尽量空腹（用餐之前或者用餐 1~2 小时后）服用。 与其他所有药间隔至少 1 小时
口服补液盐Ⅲ号	感染性腹泻，中度脱水	按照体重来计算，每次剂量为 50 毫克 / 千克，少量多次 4 小时内服用完，每次稀便后使用
开塞露	便秘	偶尔使用相对安全，长期使用可能会引起药物依赖
乳果糖	慢性便秘	纤维素制剂，胃肠道梗阻、急性腹痛、乳糖或半乳糖不耐受等患儿禁用。 初始剂量引起腹泻，应立即减少剂量。如果持续腹泻，应停用
氯雷他定	缓解过敏性鼻炎、急慢性荨麻疹等过敏疾病	适用于 2 岁以上儿童。 严重肝功能、肾功能不全患儿禁用。 很多复方感冒药含有抗过敏成分，如马来酸氯苯那敏。如果宝宝已服用了相关药物，就不要再重复地使用氯雷他定了

急救药品名称	作用	注意事项
西替利嗪	季节性或常年性过敏性鼻炎、荨麻疹等过敏疾病	6个月以上的婴幼儿可用
氧化锌软膏	婴幼儿尿布疹	所有年龄段的宝宝都可以用，红屁股时可厚涂
炉甘石洗剂	止痒	用于蚊虫叮咬、间擦疹、荨麻疹、水痘等多种情况。出现皮肤脱皮是正常现象。 使用前摇匀，用棉签蘸取涂抹在皮肤上；下一次涂抹时，先用温水将上次痕迹洗掉，擦干后，再进行第二次的涂抹。保证粉剂每次都和皮肤直接接触，才能发挥药物的最大作用。 湿疹、皮肤破损时慎用，2岁以下不建议使用含薄荷脑成分的药物
茶苯海明	晕车药	出发前30分钟服用，7~12岁儿童一次0.5~1.0片（每日不超过4片）
晕车贴	晕车贴	在儿童皮肤不过敏的情况下使用。 8岁及以上可使用山莨菪碱贴

儿童急救物品清单

急救物品名称	作用	注意事项
体温计	测体温	尽量选择电子体温计
卫生棉签	擦药水或药膏使用	可常备小包装卫生棉签
创可贴	小伤口包扎	常备防水或普通创可贴。 小而浅的伤口可先用碘伏消毒，再用创可贴。 小而深的伤口，以及动物咬伤蜇伤、疖肿、烧伤烫伤、创面较大的擦伤、感染或污染较重的伤口等，不可使用创可贴。 严重者请及时前往医院处理
生理盐水	清洗伤口	严重伤口可先用生理盐水冲洗，再用碘伏消毒

急救物品名称	作用	注意事项
碘伏	伤口清洗、消毒处理	常备小瓶或棉球包装。 相比碘酒或酒精，碘伏对伤口的刺激性更小
碘酒	伤口清洗、消毒处理	常备小瓶或棉球包装
消毒纱布	伤口包扎	常备小卷包装即可
无纺敷料贴	大面积伤口包扎	常备小包装即可
弹性绷带	包扎、固定伤口、夹板等	常备几卷即可，由于构造特别，不会妨碍血液循环
医用胶带	固定纱布、绷带等	常备几卷即可
止血带	止血包扎	主要用于四肢大出血紧急情况的急救，可以迅速止血。但若使用不当或者时间过长，可能会造成远端肢体缺血、坏死，甚至残废。因此应谨慎使用，需要在绑止血带的位置下面垫上一圈纱布或者护垫，避免肢体缺血坏死，要绑在伤口的上方，并尽量靠近伤口，松紧适宜，以观察伤口不出血为度。 绑完止血带之后，需要记好时间，冬天每隔半小时、夏天每隔 1 小时要放松几分钟，然后再绑起来，以免绑的时间过久导致肢体缺血坏死。小腿和前臂不能用止血带，起不到压迫血管的作用。上臂的中 1/3 部位也不能用止血带，可能引起神经损伤而致手臂瘫痪
圆头镊子	夹出异物	建议选用钝头的产品，以免操作不当或者操作错误而造成二次伤害
圆头剪刀	剪断医用纱布、绷带、胶布等物品	圆头剪刀较安全，可用来剪开胶带或绷带，必要时也可用于剪开衣物
冰袋	扭伤或肿胀	冰箱中常备一两袋即可
退热贴	退热	常备几袋即可

● 儿童急救药箱置备注意事项

药品是特殊产品，不同的药物有不同的储藏条件，正确的存放可以充分发挥药物的作用。

如果保存不当，不仅会失去药效或变质，吃了还会对身体造成损害，就失去了急救储备的意义，因此应妥善使用和保存。

药箱如何选择？

儿童急救药箱可以与成人药箱分开，专门搞一个小药箱，放置儿童急救或常用的药物。尽量选择质量好、无异味的塑料药箱或铝合金材质的药箱，不要选用纸箱，因为纸箱会吸潮，不利于药品保存。

也可以购买更专业的急救药箱，设计合理，有隔层设计，可以摆放不同种类的药品及物品。带卡锁的药箱更好，可以防止家里孩子因好奇而打开误服药物。

药箱如何储存？

药箱应放在阴凉、干燥的地方保存，避免暴晒或受潮变质。不建议放置在阳台、厨房、浴室等地。不要放在孩子房间，或孩子触手可及的地方，防止其误服药品。

有些药品见光易分解失效或产生有毒物质，应置于不透光处避光保存。

有些药品需冰箱冷藏保存，如部分益生菌等。

药品与医用物品分类存放

急救药箱内物品要分类存放，整齐好找，比如将内服药和外用药、处方药和非处方药、药品与保健品、急救物品工具分开放置。

如果是散装药，应按类分开，并贴上醒目的标签，写明存放日期、药物名称、用法、用量、失效期。

药箱要定时检查

急救药品买来储存时，先仔细阅读说明书，确定保存条件。

应至少3个月检查一次药箱，以免药品或物品过期或变质。

很多药品开封后未使用完也要丢掉。因为药品一旦开封，有效期限就会缩短，并不能使用包装上的期限来衡量是否过期，比如退热药、眼药水、糖浆等各种口服液药品。

药品包装盒和说明书不要扔

药品的包装盒和说明书上标有指导安全用药的信息，也是选用药品的主要依据，含有药品名称、成分、适应症状、用法用量、不良反应、贮藏方式、禁忌证等关键信息。因此，切记不要将包装盒和说明书扔掉，不仅用药时可以参考，而且用药后若产生异常情况也能及时发现与处理。

关于过期药品的处理

家里常备的各种急救药品需要及时更换过期药，而这些过期药就成了危险废物。那么家庭应该如何处理呢？

我们可以把这些过期药品送到药物回收站，相关人员会统一清理销毁。如果附近找不到药物回收站，也可以送到就近的医院或药店。有些药店和三甲医院也会回收过期药物，然后进行统一销毁。

丢掉瓶装药里的干燥剂

如果是瓶装药，使用打开后，很多人会选择继续把干燥剂类的物品留在瓶内，认为这样更能防止药品受潮。

但事实上，如果反复开启药瓶，这些干燥剂类物品同样会吸附空气中的水汽，久而久之也会导致药品变质。

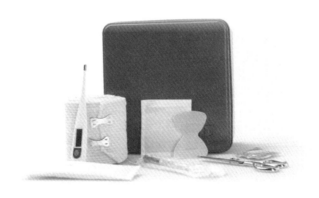

抓住抢救黄金时间

抢救患者的黄金时间，应首先明确因何种疾病需要抢救，疾病不同，抢救的黄金时间也不同。

● 心搏骤停

应及时进行"心肺复苏术"，这是全世界广泛普及的、最常用的、能救命的急救术。这个抢救黄金时间就是4~6分钟。（具体实施步骤请看176页详情介绍）

如果能够在心搏骤停后的4分钟之内开展"心肺复苏术"，那么可能有机会把孩子从"鬼门关"拉回来。

错过了这一个抢救黄金时间，很可能便无力回天，因为人体心脏停止跳动 4~6 分钟之后，大脑可能就会发生不可逆的死亡。所以，家长的抢救行动至关重要！

● 异物阻塞气管

在儿童意外中，异物阻塞气管最为常见。当有异物卡在咽喉部、气管以及支气管时，由于异物阻塞气道，孩子马上就会出现呼吸困难，进而出现窒息，数分钟内若不及时抢救可能就会出现生命危险。一般急救黄金时间为4~10分钟。

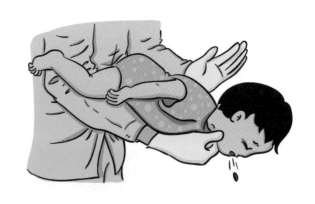

如果是气道不完全梗阻，患者一般表现为咳嗽、喘息或呼吸困难，但可以用言语或手势表示可能存在的气道异物。这种情况下可以拍背协助其自主咳出异物。

如果是气道完全梗阻，患者一般表现为双手"V形"手势抓颈，不能说话、咳嗽、口唇发绀，甚至呼吸停止、抽搐，陷入昏迷。这种情况下必须当机立断，进行"海姆立克"急救法抢救（具体实施步骤请看P157详情介绍）。同时在急救时，呼叫旁人帮忙打"120"急救电话。

● 突然昏厥

如果孩子突然晕厥，很有可能因脑部血液供应出现了暂时性或突然性减少而导致，也可能是周围环境气温过高、心理情绪剧烈波动、体内血糖过低，或者高热惊厥等原因造成。无论是何种原因，家长都要第一时间立刻进行急救。

在对病情未知的情况下，家长可以先让孩子平躺，头偏向一侧，以便秽物流出，呼吸正常。然后将小孩颈部、腰部衣服松开，解除呼吸束缚，避免窒息，抬起双脚，使脚部高于头部。若有旁人，应及时令其呼叫"120"。

若发现孩子窒息，应立即施行人工呼吸。

若孩子有抽搐现象，应在口中上下齿之间塞入一块缠有纱布的压舌板，防止小孩咬伤舌头。

若孩了惊厥伴有高热现象，应实施物理降温。一般由高热引起的惊厥在退热后就会有很大缓解。

如何正确拨打 120

我们国家的急救电话统一都是"120"。打120医疗急救电话是免收电话费的，即使手机在锁机、欠费状态下也可直接拨打，用公用电话也不用投币或插入磁卡，即可直接拨打。

当孩子突发急症或受到意外伤害时，要立即拨打"120"，获得急救中心专业人员的专业指导，并前来做进一步抢救。

那么，如何正确有效地拨打120？

要学会"说三做四"。

● "说三"

120急救电话接通后，要保持沉着、冷静，语言尽量清晰、准确，重点说明以下三种情况：

说清地址：包括区、街道、小区、单元、门牌号等信息，楼层是否有电梯。如果是在公共场合，不清楚具体位置，可观察说明大致方位，如"××区××街道××路"，或者附近的标志性建筑。

说清病情：患者的姓名、性别、年龄等信息，说明病情或受伤、发病时间、主要症状，若有既往病史，要一并说明；若已经采取了现场急救措施，须简要说明救治情况；如果是意外伤害，要说清是触电、爆炸、塌方、溺水、火灾、中毒、烧伤、交通事故等何种原因。

说清联系方式：千万不要主动挂断电话，等待调度员的进一步指令，留下联系电话。挂断电话后，在等待时不要重复拨打120。

● "做四"

时刻保持电话畅通：拨打120的电话一定要保持畅通，不要长时间通话导致手机电量不足而出现关机情况。

及时接应救护车：尽可能立即派人到约定地点接应救护车；约定地点最好选择就近的公交车站、较大的路口、胡同口、标志性建筑、醒目的公共设施等地方；见到救护车后挥手致意，带领医护人员前往伤患者家中或事故现场；尽量避免救护车因路生疏或道路障碍而造成延误，从而可以更快地到达救治现场；提前清理门前、楼道等处堆放的杂物、自行车等，以免影响搬运。

准备好患者救治所需物品：比如，服药等中毒的患者，应及时把可疑药品或毒物带上；断肢的患者，要及时带上离断的肢体等。

时刻关注患者病情发展：在等待急救车时，如果患者突然倒地不省人事，或并发其他紧急情况，应及时采取自救、互救措施。

其他常用急救电话

除了120，如果碰到紧急意外，还可以求助其他紧急急救机构。

● "110"报警电话

除负责受理一些刑事、治安案件外，"110"还接受市民其他紧急危难求助情况。例如：水、电、气、煤等公共设施出现险情、灾情等；有人溺水、坠楼、自杀等；老人、儿童、智障人员、精神疾病患者等走失；遇到各种自然灾害或交通事故。这些紧急意外均可报警。

● "119"消防电话

"119"消防电话主要是处置火灾，但同时还参与各种灾难、事故、意外的紧急抢险救援工作。比如：参与处置化学品及毒气泄漏等安全事故；因自然灾害引起的坍塌等事故；空难及重大事故的抢险救援；

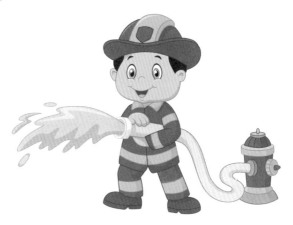

恐怖袭击等突发事件的应急救援，以及其他市民遇险求助时的救援救助等。

● "122"交通事故电话

如果遇到交通事故或交通纠纷时，可及时拨打"122"，并简要说明姓名、年龄、住址及联系电话，事故发生的地点及人员、车辆伤损情况，回答对方提出的问题，并待对方挂机之后，你再挂机。交通事故造成人员伤亡时，应首先立即拨打"120"，再拨打"122"。

如何有效参与紧急抢救

如果家人或孩子突发意外，出现昏厥、心搏骤停等紧急情况，如何正确有效地参与家庭急救是每个家庭人员都要掌握的必备技能。

切忌慌乱，保持冷静

遇到任何突发或意外事件，我们应首先保持镇定，不要慌乱不已，头脑要冷静。根据救治原则，先救命，后治伤，果断实施救治伤患。

 检查患者，判断病情

应及时检查患者意识是否清晰或完全丧失，再次观察伤胸部、腹部有无起伏，判断有无呼吸。再根据病情施以救助。

 高声呼救，寻求帮助

突发事件中，有家人在旁时，迅速拨打"120"，如无家人，要高声呼救，寻求一切可能的更多帮助，比如公共场所有医生在场的、请求别人帮忙打120等。如果短时间呼唤不到更多的人来帮忙，那可以把手机开免提，边自我急救边打120。

如遇溺水、异物阻塞等特别紧急的情况，如果患者昏迷无呼吸，应先徒手心肺复苏2分钟，再打120求救。

 掌握正确的急救知识

如果没有正确的急救知识，当我们采取紧急施救的时候，可能因为操作错误或者施救方法不到位，对伤患造成进一步的伤害。所以一定要正确掌握心肺复苏术，海姆立克急救法，外伤的止血、包扎、固定与搬运术等紧急救助知识。

在进行心肺复苏术时，可以多求助其他人交替进行，求助他人寻找附近可供使用的自动体外心脏除颤仪（AED）。如果患者经过急救，情况得到缓解，需要将其摆放侧卧位，继续观察病情，等待专业医护人员前来救护。

如何观察儿童急救表现

突遇意外时，如何正确观察儿童的急救表现呢？我们可以通过观察儿童的表征判断，如意识、呼吸、脉搏，有无外伤、骨折、出血等症状。

● 如何判断意识急救

一般情况下，人体意识清晰、敏捷、有条理，即使儿童也有一定的逻辑性。当人体意识出现异常，说明大脑部分功能开始失常或受损。

孩子如果发生昏厥，首先尝试在耳边大声呼叫，进一步观察其意识是否清醒，这时千万不要用力去摇晃拖拽孩子的身体。

其次，判断意识异常。可以先在耳边连续呼叫几声，或轻拍双肩，如果仍无反应，再进行以下两种检查方法：

1 岁以上儿童是否有意识

掐按人中穴或大腿内侧几秒钟，观察患儿是否睁眼发出声音或有肢体运动，以确定其是否有意识。如果患儿一直无任何反应，就表示已经丧失意识，陷入昏迷状态。

一岁以下婴儿是否有意识

- 可以用手指或手掌刺激足心、足底处，同时呼唤名字，观察婴儿是否啼哭、挣扎。仍无反应可轻轻掐按人中或合谷穴，能睁眼或啼哭说明有意识，无反应则表示已陷入昏迷状态。检查时不要用力摇晃婴儿。

- 如果意识不清，再观察有无呼吸，如无呼吸或呼吸不正常，即可判断为心搏骤停。

- 如果掐后孩子清醒了一下，然后没多久又陷入昏迷，或者掐醒后仅能回答部分问题，意识并不是特别清醒，可以判断为意识模糊。

- 根据其意识采取急救。

此时，观察孩子晕倒时的体位，如果是面部朝下，应轻轻地把孩子翻过来，面部朝上，避免呼吸阻塞。如果孩子头颈部受伤严重，一般情况下先不要移动。如果孩子失去意识，可以立刻尝试心肺复苏术急救方法。

● 如何观察呼吸急救

人体生命活动离不开呼吸。正常人的呼吸规律且均匀，一般情况下，新生儿为 35~50 次/分钟，1~2 岁为 24~32次/分钟，3~10岁为20~26次/分钟，而呼吸与脉搏的比例是1:4。呼吸频率与疾病、环境、心理等因素有关，也是判断人体疾病的表征之一。

首先，调整体位，保持气道开放。如果孩子面朝下，应轻轻翻过来面朝上，保持仰头抬颈或仰面举颏体位，这样可以避免气道阻塞。

其次，判断呼吸频率。气道开放后，再进一步观察孩子有无呼吸，以及呼吸频率情况。

3 种检查方法

- 观察患儿胸腹是否有起伏。

- 听口鼻是否有气流音。

- 用面颊感觉口鼻有无气流。

如果孩子的呼吸频率减慢（<10次/分钟），有可能是颅内压增高、颅内肿瘤等；如果呼吸频率持续加快（>24次/分钟），则可能是心力衰竭、贫血、哮喘、高热等问题。

最后，根据呼吸变化采取急

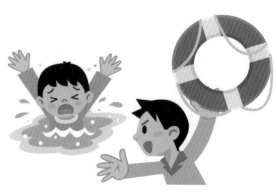

救。如果孩子一直无自主呼吸，应立刻进行人工呼吸。

● 如何检查脉搏急救

脉搏是指随着心脏的舒张和收缩，在表浅的动脉所触摸到的跳动。一般情况下，脉搏的跳动均匀相等，基本与心率一致，与疾病、环境、心情或年龄息息相关。

儿童正常脉搏频率

- 新生儿，120~160 次 / 分钟。

- 6~12 个月，120~130 次 / 分钟。

- 2~3 岁，90~110 次 / 分钟。

- 4 岁以上，60~100 次 / 分钟。

首先，根据年龄不同定位脉搏。

1 岁以下婴儿检查脉搏的方法

颈部较短，较难触及颈动脉，应该摸肱动脉或股动脉观察。

婴儿的颈部较肥短，较难触及颈动脉，应该选择股动脉、肱动脉等其他大动脉检查脉搏。

股动脉位置：在大腿内侧，腹股沟中点处位置表浅处。

肱动脉位置：位于肱二头肌肌腱的内侧，即肘窝向上2厘米臂内侧节处。

1 岁以上儿童检查脉搏的方法

直接触摸颈动脉，数秒内可判断有无心跳。

颈动脉的位置：用食中二指轻放在孩子颈中部（甲状软骨）中线，然后滑动至甲状软骨和胸锁乳突肌之间的凹陷处，即是颈动脉的位置。

如何检查：用手指在孩子的左右两侧颈动脉分别触摸5秒，检查有无搏动。

检查时，如果孩子无意识、无呼吸，应立即进行心肺复苏急救；不要用力压迫，避免刺激颈动脉窦，导致迷走神经兴奋，反射性地引起心脏停搏；不可同时触摸双侧颈动脉，以防阻断脑部血液供应。

其次，观察脉搏频率。一般情况下，白天活动多，血液流动快，脉搏频率会比夜晚快一些。

最后，根据脉搏频率急救。如果脉搏突然变快，可能是心力衰竭、心律失常、休克、高热、贫血等疾病所致，也可能只因剧烈运动、紧张激动、气温过高等自身或环境因素影响；如果脉搏突然减慢，则可能因颅内压增高症、阻塞性黄疸、甲低等疾病所致；无脉搏跳动则代表进入休克、昏迷等严重情况。若颈动脉或肱动脉处触摸不到脉搏，需再次贴近孩子左心脏处仔细倾听心跳声，如果仍然无法感觉到，应立刻开展心肺复苏术。

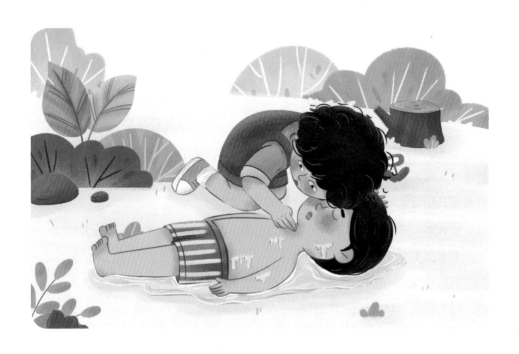

儿童急救常见病症

创伤急救

儿童危险意识薄弱，又喜欢跑跳，很容易出现意外摔伤、碰伤、磕伤、烧伤、动物咬伤等情况。所有创伤均可引起不同程度的出血，轻者会擦破皮、淤青，或轻微出血、烫伤，严重创伤则会大量出血、头部受伤、内脏破裂或骨折，甚至导致死亡。

家庭急救需要常备创伤医药品，并学会快速正确止血、包扎、固定、搬运，以及第一时间正确处理烧烫伤、咬伤等急救情况。

● 家庭常备创伤急救材料

止血常用材料：常用无菌敷料、绷带、三角巾、创可贴、止血带等。

包扎常用材料：创可贴、尼龙网套、三角巾、绷带、胶带等，也可利用干净的手帕、毛巾、领带、围巾、衣服、床单等替代。

● 创伤出血处理基本步骤

发现创伤时，快速止血、清洁伤口、敷上纱布、绷带包扎，这是必要的基本处理步骤。

较小而浅的伤口，可先用冷开水或干净的自来水冲洗，但不要去除已凝结的血块，再用碘酒、酒精消毒，绷带包扎。

若伤口处有玻璃碎片、利器等异物插入时，千万不要去触碰、压迫和拔出，可将两侧创口边缘挤拢，用消毒纱布、绷带包扎后去医院处理。

针对出血量大的止血方法，可以直接选择简单、有效、安全的压迫法止血。将医用纱布或干净的布料敷在伤口处，以手掌或手指用力压迫，直至血止。如果紧急情况下找不到干净的布料，可以手掌或手指直接压迫。

如果是手、脚等四肢部位出血可抬高出血部位使其高于心脏，止血效果更佳。

如果用直接压迫法无法止血，则在纱布上包扎绷带（继续压迫），赶紧送往就近医院，路上要用手掌在绷带上继续压迫。

如果出血量巨大，用上述方法无法快速止血，可使用止血带，但此方法要严格掌握好捆绑的部位和时间，若使用不慎会损伤组织部位。

● 如何判断创伤出血

创伤可以引起不同程度的出血，遇到严重创伤并伴有内脏破裂或骨折时，大出血还会导致死亡。当失血量超过人体总血量的20％时，会表现出休克症状；如失血量超过总血量40％，体内器官就会发生供血不足或缺氧，这时就需要及时补充血量，否则会造成不可逆转的损伤，甚至死亡。如果遇到患者大量出血的急救情况时，及时正确地止血尤其重要。

动脉处出血一般指血液从伤口呈搏动性喷射而出，血液鲜红色，属于重度出血情况。需紧急止血，同时拨打120急救电话。

静脉处出血一般指血液从伤口持续向外涌出，血液暗红色，属于中度出血情况。需紧急止血，视情况拨打120急救电话，或自行前往医院处理。

毛细血管出血一般指血液从创面呈点状或片状渗出，血液鲜红色，属于轻度出血情况。可自行在家简单处理。

● 快速止血5大方法

指压动脉止血法

适用范围：

头、面、颈、四肢动脉出血等紧急重度出血情况。

操作方法：

用手指用力压住近心端血管上部，闭塞血管，短时间内使血流中断，达到止血目的。

具体部位操作方法：

头顶（颞浅动脉）出血：用一只手的拇指垂直压迫儿童耳屏上方1~2厘米处的颞浅动脉搏动点。

头颈部（颈动脉）出血：用拇指或其他四指压在出血一侧的颈动脉（气管与胸锁乳突肌之间）搏动处，力度向颈椎方向施压。不能同时压迫两侧颈总动脉，以免造成脑缺血而坏死。

面部（面动脉）出血：先用一只手固定头部，再用另一只手的拇指压在下颌角前上方约1.5厘米处（咀嚼肌下缘与下颌骨交接处）的面动脉搏动点，向下颌骨方向垂直压迫。

肩部（锁骨下动脉）出血：用手指放在锁骨上窝处，然后向下垂直压迫锁骨下动脉搏动点，力度压向深处的第一肋骨。

前臂（肱动脉）出血：一只手握住伤肢腕部，用另一只手的拇指压在上臂肱二头肌内侧缘动脉搏动处，并向肱骨方向垂直压迫。适用于手、前臂及上臂的动脉破裂出血情况。

手掌手背（尺、桡动脉）出血：用双手拇指分别在腕横纹上方两侧动脉搏动处垂直压迫。

手指（指动脉）出血：用拇指、食指分别捏住伤指根部左右两侧。

大腿（股动脉）出血：双手叠放在大腿根部股动脉搏动处，用力垂直向下压迫。

小腿（动脉）出血：双手拇指重叠放在窝横纹中点动脉搏动处，垂直向下压迫。

足部（足背及胫后动脉）出血：用一只手的拇指垂直压迫足背中间近足踝处（足背动脉），另一只手的拇指垂直压迫足跟内侧与脚跟之间处（胫后动脉）。

注意事项

①指压动脉止血法不能长时间使用，仅适用于动脉出血紧急处理。长时间压闭动脉会导致供血中断，有可能出现肢体损伤甚至坏死的情况。

②该方法压迫的力度以能止血为度，不要太过用力，以免造成神经损伤。

③紧急控制住动脉出血后，视情况换其他止血方法。

加压包扎止血法

此方法主要指用厚纱布、棉垫放在伤口上，然后再用绷带、三角巾等适当增加压力包扎，直至停止出血。

适用范围：

静脉出血、毛细血管出血，动脉出血紧急止血后使用。

操作方法：

• 先用无菌纱布盖住伤口。

• 用纱布、棉垫、绷带等做成衬垫放在无菌纱布上，再用绷带或三角巾加压包扎。

• 包扎时不要过紧或过松，止住血即可。

注意事项

①该方法包扎松紧度需注意，要及时检查包扎情况，如果伤侧远端出现青紫、肿胀，说明过紧，应重新调整松紧度，以免造成肢体坏死、神经损伤等不良后果。

②如果是四肢伤口，尽量抬起受伤肢体，使伤口高于心脏。

③如果创伤上嵌有碎玻璃片、金属等物体，不要使用绷带，避免加深伤口。

止血带止血法

此方法就是将伤肢用止血带结扎在靠近伤口近心端的完好位置，达到止血目的。

适用范围：

四肢大动脉出血严重，使用加压包扎法不能止血时。

操作方法：

橡皮管止血法

• 用纱布、棉垫或干净的毛巾、衣物等做衬垫，放在需要结扎止血带的部位。

• 把橡皮管止血带围绕受伤部位缠绕一周，压住止血带后再缠绕第二周，打结固定。

• 用记号笔在止血带上标明结扎的时间，立即送往就近的医院。

绞紧止血法

• 用三角巾、围巾、领带、布条、衣服、床单、窗帘等，剪成或折叠成四横指宽的平整条带状，均可作为止血带使用。

• 比如上肢受伤，可将止血带中点放在上臂的上1/3 处，扯住两端平整地向后环绕一周，在下面交叉后，向前环绕第二周，在上方打一个活结。

• 将一根绞棒（笔、筷子等物品）插入活结的下面，然后顺着一个方向旋转绞棒。

• 将绞棒插入活结套内，再拉紧活结，将止血带两端环绕到对侧打一个结。

• 用记号笔在止血带上标明结扎的时间，立即将伤者送往就近的医院。

注意事项

①止血带止血法要谨慎使用，若操作不当，很容易给伤肢或全身造成更大的损害。

②止血带结扎部位应位于伤口的近心端，上肢结扎在上臂的上1/3段，下肢结扎在大腿中段至大腿根部之间的部位。这些部位肌肉多，可避免压迫神经。

③止血带应用纱布、棉垫、绷带、干净的布料等物品作为衬垫，不能直接结扎在皮肤上。

④止血带必须注意松紧度，以远端动脉搏动消失、停止出血为度。太紧会导致局部组织损伤；过松又达不到止血目的，继续失血。

⑤结扎后，要标记好时间，需定时（每半小时或1小时）松绑一次，以恢复远端肢体的供血（此时若继续出血，可使用指压动脉止血法）。根据出血情况而定，松解时间一般为5~10分钟，然后在原结扎位置稍低的位置重新结扎止血带。结扎止血带的总时间不宜超过3小时。紧急处理完后，一定要及时去医院处理。

⑥布料或橡皮管等有弹性的物品可作为止血带使用，但无弹性的绳子、铁丝、电线禁用。

⑦寒冷季节，止血带包扎后要注意伤患处保暖。

填塞止血法

指用无菌纱布、棉垫或干净的布类等物品，在紧急情况下用以堵塞住伤口，达到止血的目的。

适用范围：

伤口较深，伴有动脉、静脉严重出血者，或用于不能采取指压止血法、止血带止血法的出血部位，如腹股沟、腋窝、鼻腔、宫腔等。

操作方法：

• 先用无菌纱布或者干净的布类塞入伤口内压紧，再用更大块的纱布、棉垫，压在填塞好的伤口上。

• 然后用绷带或者三角巾进行加压包扎，松紧度以达到止血为宜。

注意事项

紧急情况下，如果没有找到无菌纱布，可以使用家里干净的其他布类，不能用脏布，以免伤口进一步感染。

一般止血法

上述4种方法主要应用于出血量多的情况，而一般止血法主要用于表浅的划伤和擦伤出血。

适用范围：

皮肤表面划了较小、浅的伤口，出血量很少。

操作方法：

• 首先，用生理盐水冲洗局部受伤部位，再用75%的酒精涂擦周围部位。可以从近伤口处向外周擦。

• 其次，用无菌纱布盖在伤口上，用绷带包扎即可，绷带不宜过紧。

• 最后，如果患部有较多毛发，应剃去毛发后再清洗、消毒、包扎。

● 学会快速包扎

快速止血后，还要学会快速包扎伤口。这也是最基本的外伤急救术之一，不仅可以进一步加压止血，还能保护伤口、避免感染。

常用的包扎材料包括医用绷带、三角巾等，以及家里干净的床单、窗帘、毛巾、围巾、衣服等布类。

包扎前先正确处理伤口

出血量大的严重紧急情况参考上述止血方法，这里主要介绍一般的清洁伤口情况。

如果伤口处太脏并粘有泥土等，应先用清水洗净。伤口处要用棉球蘸生理盐水轻轻擦洗。如果家里没有生理盐水，可用1000毫升冷开水加9克食盐自制生理盐水。

然后再用碘酒或75%酒精消毒清洁伤口周围的皮肤，切记不可直接涂擦在伤口处。

涂擦酒精时，由伤口边缘开始，逐渐涂擦周围。用碘酒消毒伤口周围皮肤后，再用酒精擦去，避免碘酒灼伤皮肤。

如果伤口处有大而易取的异物，可用医用镊子等酌情取出；但深而小又不易取出的异物切勿自行取出，及时前往医院处理。

包扎时的注意事项

① 要先正确处理伤口后再进行包扎，所有的伤口包扎前均要覆盖无菌纱布，不要直接包扎。

②包扎材料尽量无菌、干净，家里可常备医用物料，避免伤口感染。

③包扎时要松紧适度，以固定住敷料且不影响血液循环为度。四肢包扎时可由内至外、由上至下，露出肢体末端，随时观察血液循环情况。

④一般绷带包扎时，可重复绕两圈固定，收尾于肢体外侧。

常见包扎方法

常见的包扎方法包括绷带包扎法、三角巾包扎法等。

①绷带包扎法

绷带包扎法适用于人体大多数部位，可以去药店买一些绷带卷作为常备，也可以将干净的纱布蒸煮15分钟后使用。

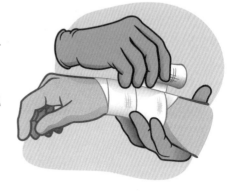

常用的包扎法有环形包扎法、回折包扎法、"人"字形包扎法、螺旋包扎法、"8"字形包扎法等。

◆ 环形包扎法

适用范围：

四肢、颈部、胸腹部、手指、脚趾等肢体粗细相近的部位。此外，一般小伤口的简单包扎也可用此法。

包扎方法：

→将绷带做环形缠绕，第一圈环绕时可略斜一点，第二圈与第一圈重叠，将第一圈斜出的一角压于环形圈内。

→从第三圈开始，每一圈都将上一圈压住约3/4，沿同一方向缠绕直至将敷料全部包住。这样包扎更结实。

→剪断绷带，用胶带或别针固定住，也可以剪开带尾成两头打结。

◆ 回折包扎法

适用范围：

主要用于头部及肢体末端的包扎。

包扎方法：

→头顶部受伤后，先围绕额头环形包扎两圈。

→在额头前端中央按住绷带，将绷带拉向后方，再从后面按住绷带，将绷带拉向前方。如此左右来回反折，直至将敷料完全覆盖。

→再进行两圈环形包扎，压住所有的返折处，剪断绷带固定。

◆ "人"字形包扎法

适用范围：

主要用于膝、肘部关节等部位包扎。

包扎方法：

→将膝、肘部关节弯曲至90°，绷带放在膝、肘部关节中央，环形缠绕一圈以固定敷料。

→由内向外做"人"字缠绕，每一圈遮盖前一圈的2/3，可以缠3~4个"人"字后，再环绕一圈，剪断固定。

◆ 螺旋包扎法

适用范围：

主要用于包扎四肢等部位。

包扎方法：

→从放置敷料的下方开始，先环形包扎两圈。

→自下而上、由内向外缠绕，每一圈盖住前一圈的2/3，直至敷料被完全盖住。

→再环形缠绕两圈，将绷带尾端固定。

◆ "8"字形包扎法

适用范围：

主要用于手足、踝、肩、髋关节等部位包扎。手指、脚趾若无创伤，不需包裹缠绕，可以随时观察肢体末梢血液循环情况。

包扎方法：

→将绷带做环形缠绕固定。

→一圈向上、一圈向下包扎，每一圈在正面和前一圈相交，并压盖前一圈的1/2。

→再做一次环形固定。

②三角巾包扎法

三角巾包扎法可适用于全身各部位，具有包扎面积大、方便灵活、效果好等特点，还能根据不同需要将三角巾折叠成不同宽度的条带状。

药店均可购买，如果家里没有三角巾，可以将干净的正方形布料沿对角线剪开，做成两块三角巾。

该方法操作时，可先用纱布等敷料压迫伤口，再用三角巾或将三角巾做成带状或燕尾状包扎和固定。包扎时三角巾要固定牢，敷料要贴体。

常见受伤部位三角巾包扎法

◆ 头部包扎

三角巾帽式包扎法：适用于头顶部外伤。

→把三角巾底边的中段放在眉间上部，顶角由头顶拉到枕部。

→将底边经耳朵上向后拉紧压住顶角。

→然后抓住两个底角在枕部交叉返回到额部中央打结。

双眼三角巾包扎法：双眼有外伤可用此方法。

→将三角巾折叠成三指宽带状，中间段放在头后枕骨上。

→从两耳旁分别拉向双眼前，在双眼之间交叉。

→再持两端分别从耳朵下拉，向头后枕下部打结固定。

单眼三角巾包扎法：适用于单眼受伤。

→将三角巾折叠成三指宽的条带状，以45°角斜放在伤侧眼部。

→条带的一侧从伤眼侧的耳下绕到头后部，经另侧耳上绕至前额，并压住三角巾的另一端。

→然后将三角巾的另一侧向外反折，向后绕一圈至伤侧耳处打结。

三角巾面具式包扎法：适用于面部外伤。把三角巾一折为二，顶角打结放在头部正中，两手拉住底角罩住面部，然后双手持两底角拉向枕后交叉，最后在额前打结固定。眼、鼻处用剪刀剪一小洞开窗。

头部三角巾十字包扎法：适用于下颌、耳部、前额等小范围处伤口。

→将三角巾折叠成三指宽带状放于下颌敷料处。

→两手持三角巾两底角分别经耳部向上提。

→长端缠绕头顶与短的一端在颞部交叉成十字，两端水平环绕头部额、颞、耳上、枕部，与另一端打结固定。

◆ 颈部包扎

可用医用绷带包扎。用敷料覆盖伤口后，再用一圈绷带压迫伤口。抬起伤口对侧的手臂，用折叠成条带状的三角巾覆盖住伤口上的纱布，绕到举起的手臂下方打结。

◆ 肩部包扎法

单肩包扎法：

→将三角巾折叠成燕尾状，夹角90°，大片在后压小片，放于肩上。

→燕尾夹角对准侧颈部，燕尾底边两角包绕上臂上部并打结。

→拉紧两燕尾角，分别经胸、背部至对侧腋下打结。

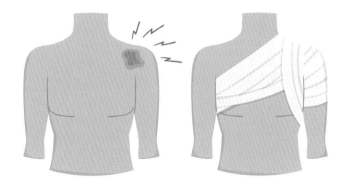

双肩包扎法：

→将三角巾折叠成燕尾状，夹角约120°，燕尾披在双肩上，燕尾夹角对准颈后正中部。

→燕尾角过肩，由前往后包于腋下，与燕尾底边打结。

◆ 腋下包扎法

→将三角巾折叠成适当宽度的条带状，将条带中点放在腋下衬垫处。

→拉起条带的两端，在同侧肩上交叉后，绕到对侧腋下打结。

◆ 胸背包扎法

→将三角巾折叠成燕尾状，放在胸前下方，燕尾夹角正对体前正中线。

→将燕尾底角与顶角带在身侧相连打结，固定住燕尾巾。

→把两燕尾角向上翻起，分别覆盖两侧肩部至背部。

→绕到背后，将两侧燕尾底角拉紧，带有底角带的一侧从横带下方穿过，再将底角上提与另一侧燕尾角打结。

◆ 腹部包扎法

→将三角巾折叠成燕尾状，三角巾底边向上，顶角向下横放在腹部。

→两底角围绕到腰后打结。

→顶角由两腿间拉向后面与两底角连接处打结。

◆ 臀部包扎法

→站在背后，将三角巾底边向上，顶角向下，盖住臀部，底边齐腰。

→将两侧底角绕到腹部打结。

→将顶角带从两腿间拉向正前上方，与两底角打结处再打结。

◆ 上肢包扎法

→将三角巾一侧底角打结，然后将这个结套在伤肢的手指上。

→将三角巾顶角向上，底边覆盖同侧肩背部，由外向内用顶角环绕包住伤肢，最后用顶角带缠绕固定。

→将包好的前臂弯曲至胸前，手放在健侧肩锁骨处，三角巾两底角在健侧肩部打结。

◆ 膝、肘包扎法

→根据伤口大小，将三角巾折叠成适当宽度的带巾，覆盖在受伤的膝（肘）部。

→将三角巾两端压住上下两

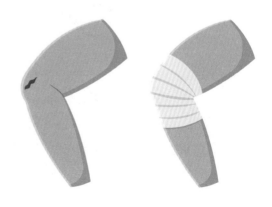

边，缠绕膝（肘）部一周，在膝（肘）外侧打结固定。

◆ 小腿包扎法

→将三角巾撑开平铺在干净的地面上，将脚放在靠近底边处，脚趾朝向一侧底角。

→提起另一侧底角与顶角包绕小腿，把顶角带与底角交叉打结。

→将脚趾对着的底角打一个结，再拉向踝关节，并围绕踝关节打结固定。

◆ 手（足）包扎法

→将三角巾展开平铺在干净的地面或桌面上，然后把手或脚平放在三角巾的中央，手指（脚趾）朝向顶角处。

→拉起顶角折回覆盖在手（足）背部。

→将两底角分别包绕至手（足）背部交叉，再围绕腕（踝）部一周后于手（足）背部打结固定。

③悬挂带包扎

当上臂或肩关节、锁骨有创伤时，包扎时还需要将伤处加以适当固定，再进行搬运或移动，可避免活动损伤。可用三角巾制作成悬臂带进行固定。

小悬挂带：用于锁骨、肱骨骨折及上臂、肩关节等部位损伤。

→将三角巾折叠成适当宽带。

→将三角巾的中央端放在前臂的下1/3处。

→一底角放在健侧肩上，另一底角于伤侧肩上并绕颈与健侧底打结。将前臂悬吊于胸前。

大悬臂带：主要适用于前臂或肘关节损伤时。

→将三角巾展开，一个底角放于健侧肩部，顶角朝向伤侧肘部。

→弯曲伤侧肘关节，角度略小于90°，使前臂放在三角巾中部。

→将下面的底角向上反折，覆盖前臂，绕过伤侧肩部。

→将两底角在健侧锁骨上窝处打结，使前臂悬吊于胸前。

◆简易悬吊法

如果找不到三角巾等制作悬挂带，情况又十分紧急，可以利用身边之物做一些简易的悬吊。

比如利用外套扣子，可以将伤侧的手腕穿过外套的最后一枚扣子里，搭在衣缝下面的扣子上。也可以利用外套衣角，从下往上解开外套，将健侧衣角向上折起，能托起伤侧手臂。还可以利用皮带、领带、背带等物品作为临时"悬带"，系成一个圈，套在脖子上，然后将伤侧手腕放在里面，高度以使手部的位置略高于肘部为度。

● 如何进行创伤固定

家庭急救固定主要是对创伤骨折进行临时固定，也是创伤急救的四大技术之一。临时进行骨折固定能保护伤口、减轻疼痛，减少出血和肿胀，避免移位导致脊髓、神经、血管等重要组织损伤，防止闭合性骨折转化为开放性骨折，也便于搬运。

创伤固定常用的材料包括充气夹板、铝芯塑形夹板、四肢躯干夹板，以及颈托、头部固定器等夹板。如果家里没有医用夹板，也可临时拿杂志、硬纸板、木棍、木板、竹片、竹竿等坚硬物体充当夹板利用。

注意事项

①对于开放性的骨折，首先止血，再包扎，最后固定；没有伤口的闭合性骨折可以直接固定。

②固定时要注意牢固，不宜过松或过紧。用绷带或带子绑夹板时，要注意绑在伤处的上面和下面，不要在伤处打结。

③在骨折和关节突出处一定要加衬垫，可以加强固定和防止皮肤损伤。

④固定夹板长度要能够覆盖骨折处上面或下面的部分。

⑤下肢骨折固定时，不要移动伤者，可就地固定，避免加重损伤。

⑥上肢固定时，要弯曲肘关节，角度略小于90°。

⑦颈椎、骨盆或脊柱骨折的伤者不能随意移动，搬运前要使用专用颈托、脊柱板等固定。

⬤ 如何判断是否骨折

由于儿童的年龄以及认知问题，有时候无法确切描述伤痛，家长可根据以下几方面来判断是否发生骨折。

- 如果受伤部位剧烈疼痛，或压痛明显，无法走路或活动，可考虑骨折。

- 受伤部位发生明显畸形，无法扭转，可考虑骨折。

- 受伤部位出现局部肿胀（因骨折断端和小血管损伤出血，可引起软组织损伤），可考虑骨折。

- 受伤部位出现大出血（若骨折会损伤血管），可考虑骨折。

⬤ 常见固定方法

根据现场条件以及骨折的部位，可以采取不同的固定方式。下面介绍一些家庭常见的固定方法。

四肢骨折固定

首先，应限制四肢活动。上肢有创伤，可以用绷带把伤肢固定在躯干上；下肢有创伤，可用夹板包扎或绷带固定伤肢。

其次，包扎固定完毕后应随时检查伤肢末端的血液循环、活动能力等情况。

发生开放性骨折时，不能用水冲洗伤口，已裸露在外的骨头或断肢不要试图帮其复位，应立刻在伤口上覆盖无菌纱布，并稍微包扎，以阻隔尘埃、细菌等，等待专业急救人员。

颅骨骨折固定

首要是固定头部，限制活动，可将伤者平躺，头部轻微垫高。若是一侧耳朵有血液等液体流出，应把头侧向流出方，避免让液体阻塞耳孔。

颈椎骨折固定

不能左右旋转伤者头部，不要饮水或喂食，不可翻身，避免压迫脊髓。如果有颈托可以固定颈部，无颈托可以将衣物布料等物品填充在头颈两侧。不能搬动伤者，需等候专业急救人员处理。

肋骨骨折固定

肋骨骨折多发于第4~7根肋骨。单根骨折时，会有胸痛、呼吸加重等表现；多根骨折时，会出现呼吸困难，或吸气时胸部塌陷等反常情况。

固定时一般需要3~4条三角巾，可折叠成适当宽度的条带，分别围绕胸部紧紧包扎，并且三条条带要松紧度相同，可在伤者呼气末时在健侧腋中打结。

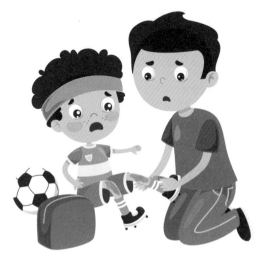

如果伤者呼吸困难，可以安慰其缓慢呼吸，减轻疼痛。

肘、膝关节骨折固定

肘、膝关节发生骨折时，不能强行屈伸关节，应限制活动，避免加重伤情，选择一个相对舒适的关节角度，将一块夹板两端分别放在关节上下处。

然后用绷带或三角巾固定住夹板与上肢相交的两处位置。

● 怎样安全搬运

在经过止血、包扎、固定等程序后，家庭创伤急救的最后一个环节是安全搬运，送进医院。如果搬运伤员的方法不当，可能会造成进一步的伤害。因此，学会正确、安全的搬运方法，也是抢救伤者的重要环节。

搬运的目的在于将伤者脱离危险地带，尽快送往医院施救。一般来说，如果现场环境安全，应尽快实施止血、包扎、固定前三个环节急救，遵循"先救命再救伤"原则，在救护车到来之前避免搬运。

但如果伤者发生意外的地方环境不安全，或受到局部环境条件限制无法实施救护，可以适当搬运伤者，做进一步的急救。

注意事项

①搬运前，根据现场环境和伤者情况，先做必要的止血、包扎、固定等急救处理。

②若伤者有可能骨折或脊柱损伤时，尽量限制活动，以免加重损伤。尤其是脊柱损伤，搬运时要用硬担架，不可用帆布担架等软担架。

③若非有生命危险或救护人员无法在短时间内赶到，应等待专业急救人员到现场救护，不要贸然搬运伤者。

● 搬运方法

常用的搬运方法有徒手搬运和使用器材搬运，可根据伤者的年龄、伤病情况和运送距离远近而选择适当的搬运方法。不同的人群也有不同的搬运方法。

搬运 1 岁以下婴儿

如果1岁以下婴儿的创伤不在颈椎、脊柱等部位，可以直接抱起婴儿送至医院。脖子柔软的6月龄前婴儿尽量采取平抱法，6月龄以上、脖子能竖起来的婴儿可采取竖抱法，注意护住婴儿头颈部。

搬运 1 岁以上幼儿

对于创伤较轻的幼儿，可以采取背运法、抱运法等，会走路的幼儿也可以视情况采取扶运法。

搬运 6 岁以上儿童

对于伤势较重的儿童，可以采取多人搬运或平抬担架等方式。

伤者有脊柱、骨盆、双下肢骨折，昏迷、内脏损伤等情况时，不能走路或站立，尽量采取担架搬运的方法。总之，在对伤者搬运过程中，要随时观察病情变化，一旦发生窒息、呼吸停止、抽搐等紧急情况，应立即停止搬运，进行急救处理。

烧烫伤

烧烫伤是婴幼儿发生较多的意外，并且大多是因为孩子自我保护意识和能力不足，以及家庭监护不到位所引起。轻微烧烫伤一般会造成皮肤损伤，而严重的烧烫伤则会引起全身性反应，造成休克、感染、疤痕等。

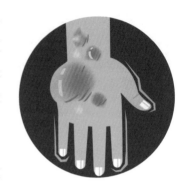

除了高温的开水，汽油、打火机、电熨斗、火灾、爆炸、漏电、辐射等也会造成烧烫伤。家庭监护者应随时关注婴幼儿的活动情况，高温易燃物品一定要放到婴幼儿接触不到的地方。

● 病情判断

一般烧烫伤的程度与面积大小、伤势深浅有关。轻微烧烫伤仅表现为皮肤轻度烧伤、口渴、唇干、尿少、脉率增快等症状；而严重者则会出现休克、感染、疤痕，甚至带来精神困扰。

休克

一般情况下，儿童烧伤体表面积超过10%就有可能引发休克，以及烦躁不安、表情难以控制、反应迟钝等不良症状，应及时救治，否则会有生命危险。

感染

严重烧烫伤会破坏皮肤的保护屏障功能，导致全身免疫力低下，各种致病微生物容易侵入人体。若未及时救治，会进一步引起创面感染或全身性感染，从而导致死亡。

疤痕

一般Ⅰ度烧烫伤，烫伤面积不大，皮肤受损不严重，有发红、疼痛感，但不会出现其他创面。及时治疗后，产生疤痕增生的概率比较低。

浅Ⅱ度创伤比Ⅰ度严重一些，部分皮肤表层受到创伤，皮肤会发红，可能会出现水泡，恢复后可能有黑色或者白色印记。

深Ⅱ度创伤的皮肤表皮和皮下组织均会受损，皮肤呈灰色、黑色，由于神经受损，创伤的疼痛感反而不会特别明显。这种烧烫伤会产生不同程度的疤痕增生，严重者会导致肢体或器官的功能障碍以及五官移位、变形，直接影响生活。

精神困扰

严重的烧烫伤后会出现肢体功能障碍或容貌皮肤损伤，如果恢复不好，会给伤者带来持续性的精神困扰。

● 急救方法

- 除去衣物。有衣物覆盖的地方，应尽快除去周围衣物，但不要撕裂已经粘在皮肤上的衣物。切忌暴力脱掉，可以用剪刀剪断。

- 冷水冲洗。如果是小面积的烧烫伤，可用冷清水局部冲洗皮肤，将伤处在冷水中浸浴或用冷水冲淋 15 分钟，可起到止痛和消肿的作用。

- 冷毛巾冷敷。如果是用冷水冲洗较为困难的受伤部位，可使用干净的毛巾浸水后进行冷敷，但不能立即进行冰敷，及时送往专科医院治疗。

- 包扎。若皮肤已被烧坏，可先用干净的湿纱布均匀包扎伤处，以减少感染。切勿乱用土方，在烧伤处涂抹牙膏、酱油、碱面、麻油等物质，应尽快前往医院进行专业处理，避免造成更多感染。

- 不挑水泡。如果起了水泡，不能挑破，以免发生感染。若疼痛剧烈，可服用适当的止痛药。多次少量口服淡盐水，减轻休克程度，但不要在短时间内服用大量白开水，以免引发脑水肿和肺水肿等并发症。

- 人工呼吸。如果是严重烧伤后出现呼吸困难甚至窒息，需要进行人工呼吸抢救。

动物咬伤

现代社会中，很多家庭都会养猫、狗等宠物，以及去野外时会碰到蛇虫等。如果孩子不小心被动物咬伤或抓伤，应该怎么急救处理呢？

● 病情判断

动物的牙齿里含有许多细菌，被其咬伤后应及时处理，否则会造成伤口感染。

狂犬病是一种发生于家养和哺乳类动物中的疾病，尤其是流浪动物。被狗咬伤后而未注射狂犬病疫苗者的发病率较高。一般症状包括四肢乏力、烦躁不安、唾液过多、瞳孔散大、失眠多汗等。发病后2~3天，体温会升高到38℃左右，精神也陷入兴奋状态，严重者伤口处的肌肉会出现痉挛、麻痹，扩散到全身后极易导致死亡。

如果在野外被毒蛇咬伤，毒液经淋巴液和血液循环扩散，会引起局部和全身中毒，甚至死亡。

如果是猫狗抓伤或咬伤

- 如果伤口未出现大量流血，可先用清水冲洗 20~30 分钟，及时前往医院处理，24 小时内注射狂犬病疫苗。

- 若伤口较大，也不要着急止血，可遵循"先冲洗，再止血"原则。先用 3%~5% 肥皂水清洗伤口，再用大量清水冲洗伤口至少 30 分钟。

- 如果四肢被咬伤，出血量大，可用止血带或带状物在伤口上端 4~6 厘米处扎紧以防毒扩散。头、躯干被咬伤不用止血带。不要包扎伤口，迅速前往就近医院进行诊治，24 小时内注射狂犬病疫苗和破伤风抗毒素。

如果是被蛇咬伤

- 平卧下来，使心脏高于被咬伤处，尽量使受伤部位的毒液停留在伤处，防止扩散。

- 尽可能辨识咬人的蛇的主要特征，如果能用手机拍下来最好，以便于后续专业医护人员进行针对性治疗。

- 及时拨打 120 救护电话，听从专业的急救指挥。

- 不宜用口吸毒，可用毛巾、手帕或从衣服上撕下的布条等，包扎在伤口近心端上 5~10 厘米处，松紧适宜。每隔 1 小时放松一次，每次 30~60 秒。如果伤处肿胀严重，要及时检查松紧度。

- 可自行前往有抗蛇毒血清的医疗单位接受救治，但不能让孩子自己走路，尤其是腿部被咬，避免毒素扩散；也可在原处等待专业人员前来救治。

● 急救方法

如何预防动物咬伤

①与动物保持安全距离，尤其是流浪的猫、狗等，不能突然惊吓或攻击，否则容易被抓伤。

②宠物爪甲应及时修剪，培养训练其不乱咬乱抓的习惯。

③遇到陌生宠物在身边围绕时，不要惊慌攻击它，可原地站住不动。

④如果被狗追时，可假装弯腰捡石头打它，不要抬脚踢它。

⑤抚弄宠物时，尽量手心向下，慢慢接近它，不要抚摸头顶、尾巴等处，可抚摸下巴等部位。

气道异物梗阻

气道异物梗阻也是儿童常见的意外之一，尤其是五六岁以下的儿童。异物呛入气管的危险性极高，抢救黄金时间短，家庭第一时间急救至关重要。

● 高发原因

幼儿期牙齿萌出不全，咀嚼功能并未发育成熟，吞咽功能不完善，气管保护性反射不健全，容易将异物吸入气管。

幼儿经常边吃边哭、边吃边说话、边吃边笑，或者边吃边玩耍，很容易导致吃的东西卡住喉咙。还有的婴幼儿喜欢把各种小玩具类的东西往嘴里塞，也很容易发生气道异物梗阻。

● 病情判断

部分梗阻：若气道没有被完全阻塞，还可以部分通气，可能会出现剧烈呛咳、呼吸困难，每次费力呼吸时，喉咙会发出口哨一样的喘鸣声；面色先是涨得潮红，然后出现青紫色或苍白色；还会出现烦躁不安，接着意识丧失，严重者最后呼吸和心跳停止。

完全梗阻：若气道完全被卡住，不能发声、咳嗽、呼吸，两手会本能地做出掐住脖子的动作，这是发生完全性阻塞最明显的特征。阻塞的异物较大，会卡住喉头气管，很快就会窒息死亡；阻塞的异物较小或比较尖锐，除有吸气性呼吸困难和喉鸣外，大部分声音嘶哑，或失去声音。异物在气道停留时间较长，还会出现疼痛、咯血等症状。

气道完全梗阻是儿童猝死的常见原因之一。家庭成员是第一时间的抢救者，必须迅速排出异物，才有可能保住孩子的生命。

● 能救命的"海姆立克急救法"

海姆立克急救法，主要用于气道异物梗阻的现场急救，可以及时阻止窒息、

昏迷、心搏骤停等紧急危险发生。掌握海姆立克
急救法在关键时刻可以将很多人从鬼门关拉回
来，是家庭急救的必学技术。

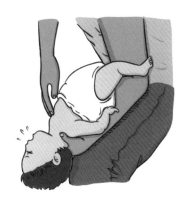

根据适应人群和方法不同，可分为腹部冲击
法、胸部冲击法和婴幼儿海姆立克法等。以下主
要介绍婴幼儿海姆立克法和5岁以上儿童的海姆
立克法。

1 岁以下婴幼儿的海姆立克法

对于 1 岁以下的婴儿来说，肝脏在肚子中占据了很大的空间，海
姆立克急救的方法是"拍背压胸"：

- 可以边紧急呼救边抢救。将婴儿面部朝下，头部低于身体，臀部朝
  上，放在救护者的前臂上，用手托住其颈肩部，并将自己的前臂支
  撑在大腿上方。

- 5 次拍背 +5 次胸部按压。救护者用另一手掌根部连续叩击婴幼儿肩
  胛间区 5 次。将婴幼儿翻转成面部朝上、头低臀高的体位，检查其
  口中有无异物，如果发现异物，用手指小心勾出。孩子会开始哭闹
  或咳嗽，说明急救成功。如果未发现异物，立即用食指、中指连续
  冲击患儿两乳头连线中点下一横指处 5 次，再将婴儿翻转为面部朝
  下，从叩背开始重复以上操作，交替进行叩背和压胸，直至异物排出。

- 如果抢救多次，婴幼儿仍无反应，无须再判断有无呼吸，找人拨打
  120，应立刻将婴幼儿置于坚硬平面上进行心肺复苏 CPR（请参考
  下文 178 页"婴儿 CPR 详解"）。

- 首先进行 30 次胸外按压，结束后打开气道，如果看到异物则进行移

  除，如果看不到，不要伸手指进婴幼儿咽喉，避免使异物掉得更深。

- 然后进行 2 次人工呼吸。重复进行 CPR 操作，直到婴幼儿恢复呼吸

  或急救人员到达。

站立位上腹部冲击法

这种方法适用于意识清醒的不完全性阻塞的 1 岁以上幼儿，比如

能自主呼吸或咳嗽。

- 让孩子朝前弯下腰，头部向前倾，救护者站在其身后，一腿在前，

  插在孩子两腿之间呈弓步，另一腿在后伸直，同时两臂环抱孩子的

  腰腹部。

- 进行腹部冲击。救护者一手握拳，拳眼置于孩子脐上两横指的上腹部，

  另一只手固定拳头，连续、快速、用力向上腹部的后上方冲击 5 次。

- 如果异物排出，清理异物；如果异物无法排出，继续上述腹部冲击。

- 如果孩子意识丧失，失去反应，应立即将其摆成平卧的复苏体位，

  使用心肺复苏术进行急救。

卧位上腹部冲击法

该方法适用于意识已经丧失的完全性阻塞情况。

- 首先将孩子摆放成平卧位，救护者骑跨于其大腿两侧。将一手掌根置

  于肚脐上两横指处，另一只手重叠于第一只手上，并突然连续、快速、

  用力向上腹部的后上方冲击 5 次。

- 检查孩子口腔是否有异物排出。如果发现异物，立即将其取出；如果

  仍无异物排出，继续 5 次冲击，同时做 5 次人工呼吸。

眼耳鼻进入异物

日常生活中，儿童的眼耳鼻中突然进入异物也会造成一些损伤。那么应该怎么急救呢？

● 眼中有异物

一般来说，眼中常见的异物包括沙尘、睫毛等，并不会带来很大的伤害。但也会偶然发生飞虫、锐器、碎石、玻璃或腐蚀性液体等进入眼中的情况，这种情况就会带来严重的伤害。

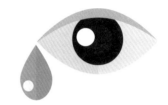

异物入眼主要包括发红、流泪、眼痛、灼热感、视力减退、畏光等症状，严重者可引起视力障碍。

急救方法

- 如果是尖锐等危险异物入眼，第一时间让孩子不要用手揉擦眼睛，以免异物擦伤眼球。可以用大量的清水，也可以用自来水或蒸馏水冲洗。

- 冲洗后，再用干净纱布覆盖住受伤一侧的眼睛，并及时送医院治疗。

- 如果情况不危急，可以闭眼休息片刻，等到眼泪大量分泌，眨几下眼睛，用泪水将异物冲洗出来。也可以将头浸入水中，在水中眨眼，试着冲出眼内异物。

- 如果是昆虫、灰沙、铁屑等进入眼内，用水冲洗不出，救护者可以用食指和拇指翻开眼皮，可用湿棉签或干净的手帕轻轻擦掉异物。

  如果异物仍不能去除，及时去医院治疗。

● **耳中有异物**

除了孩子顽皮把一些小东西塞入耳朵之外，还有昆虫意外飞入或爬入耳朵的情况，基本都是在外耳道。外耳道的尽头是一层很薄的鼓膜，取异物时如果方法不正确或不小心弄破，会引起感染，甚至影响听觉，所以异物入耳时要慎重、正确处理。

外耳道进入异物的病情判断一般与异物的大小、形状、性质有关。如果是较大的异物，可能会阻塞耳道，出现听力障碍、耳鸣、耳痛等症状；如果是昆虫入耳，那么会在耳部发出响声，还会叮咬耳道，撞破鼓膜，引起耳痛、耳聋等。

急救方法

- 如果发现孩子耳朵有异样，或者孩子诉说耳朵疼，要仔细问清孩子的耳朵里是否塞进了东西，塞的是什么东西。

- 如果是小异物，先试试用棉签涂上凡士林等胶黏物质能否将异物粘出，千万不要用力往里推。

- 如果粘不出异物，不必自行尝试，应立即送医院。

- 如果是昆虫飞进或爬进耳内，可以尝试光诱法，打开手电筒放在外耳道口，引诱虫子自动爬出。如果昆虫没有自行爬出，应及时送医院处理。

- 如果是球形异物进入耳道，千万不能用镊子或棉签取出，避免将异物送入耳道深部，应及时送医院处理。

- 不能用尖锐的物体挖掘耳内异物，避免损伤耳内黏膜和鼓膜。

- 如果有鼓膜穿孔情况，切忌使用冲洗法。

● 鼻子中有异物

婴幼儿缺乏危险意识，由于好奇贪玩会把一些小玩具或小食物塞入鼻腔内，或者进食时把食物不小心呛入鼻腔内。鼻腔内进入异物，轻者如米粒等食物可以自行擤出来，重者如稍大点的玩具可能堵塞鼻腔，导致窒息，甚至食管穿孔或流血。如果发现孩子鼻腔阻塞，流臭脓带血鼻涕或脓性分泌物，应及时查看鼻腔内是否有异物。

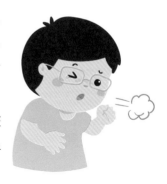

急救方法

- 如果鼻腔内进入异物，第一时间询问孩子是什么东西进入鼻腔。如果是比较严重的情况，又不能立即取出，应立即送医院。

- 尝试擤鼻子。先堵住一侧的鼻孔，再用力地呼气，擤另一侧有异物的鼻孔。若两侧均有，先排出一侧后，再擤另一侧。但 3 岁以下宝宝不宜采用此法，否则有可能将异物吸入。

- 也可以尝试用镊子把一些容易取出的纸团、橡皮头等小异物夹出。已进入鼻腔深处的异物不能用镊子去夹，以免越来越深。

- 刺激喷嚏喷出。如果婴幼儿无法擤鼻排出，不严重的情况下可以用纸捻刺激鼻孔，迫使打喷嚏喷出异物。

- 如果是光滑的球形异物，不可自行处理，如果掉入气管会导致窒息，应及时送医院治疗。

高热惊厥

高热惊厥是小儿的常见急症之一，6个月~5岁的孩子最为多见，一般没有生命危险。

● 病情判断

体温突然上升，多在高热39~40℃，发热后一般24小时内会出现抽搐、口唇青紫、口吐白沫、牙关紧闭、四肢抽动、失去意识、尖叫、全身松软无力等症状，严重者甚至会大小便失禁、影响脑部发育。

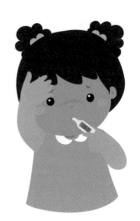

身体痉挛时间持续在数十秒或数十分钟，通常少于10分钟。惊厥发作过后，患儿一般精神良好，少数患儿有嗜睡表现。

急救方法

- 保持呼吸畅通。立即将患儿侧卧在通风阴凉处，避免孩子发生呕吐时导致窒息；解开衣扣，如果穿得很厚，可以脱掉厚衣物，利于散热。

- 切记不要大力摇晃孩子、强迫压制肢体抽动、捂汗退热。

- 迅速用冷毛巾、冷水袋或退热贴敷头额、双侧腋下及腹股沟部位，物理退热。

- 如果有肛塞退热药，可将退热栓塞入孩子的肛门内协助降温。

- 如果孩子惊厥几分钟后还未清醒，应立即前往医院治疗。

溢奶、吐奶、呛奶

这种情况主要发生于未断奶的婴儿期。吐奶就是婴儿突然呕吐出较多的奶液；溢奶指婴儿在安静的情况下，从嘴角溢出奶液；呛奶指婴儿喝奶时流入气道，出现呛咳的情况。

● 病情判断

婴儿偶尔出现溢奶、吐奶、呛奶的情况并无大碍，可能跟喂养太多、姿势不当或吸入奶量太大有关。但如果多次、反复、大量地吐出奶液，或呛奶，可能存在病理性情况。

急救方法

- 如果出现紧急呛奶的情况，立即将孩子侧卧，或者让孩子低下头，轻拍其背部，使气管里的奶液吐出。
- 如果婴儿经常吐奶，可能是病理性疾病，应及时去医院做进一步检查。

中暑

儿童中暑是夏季的常发疾病之一。儿童身体体温调节中枢尚未成熟，如果在高温环境下过度运动，可能会出现中暑的情况，轻者出现乏力、头晕、出汗、呕吐等症状，重者会导致体温调节功能出现障碍、神经系统功能损害等，甚至引起抽搐、永久性脑损害、肾脏衰竭，或死亡。所以，尽量不要让儿童在夏季过度运动，尤其在正午温度高、阳光暴晒时进行户外活动。

● 病情判断

①先兆中暑症状：天气高热，但体温不超过37.5℃，会出现头晕、眼花、耳鸣、恶心、胸闷、心悸、四肢麻木、口渴、大汗、注意力不集中等症状。

②轻症中暑症状：体温会超过38℃，还会有面色苍白、呕吐气短、脉搏细弱、心率增快、血压下降等症状。

③重症中暑症状：体温往往超过40℃，皮肤潮红、干燥无汗，意识模糊、热痉挛、头晕畏光、恶心呕吐、血压降低、脉搏快而弱，甚至昏迷、脏器衰竭，导致死亡。

急救方法

- 迅速将伤者移至阴凉通风处，平躺休息，解开衣扣，可用冷水擦洗全身，加快散热。如果用冷水擦洗出现发抖，应暂停冷敷，体温降至38℃即可。

- 如果出现了面色潮红、体温升高、脉搏增快等症状，禁用冷饮降温，可以喝点淡盐水或藿香正气水等，预防水电解质紊乱。

- 如果出现肌肉痉挛，不可强行按压，应进行按摩、冰敷或肢体屈伸。

- 若是中暑严重者，需及时送往医院。

脱水

儿童脱水，多因急性胃肠炎、中暑、运动过度、呕吐腹泻、高热、液体摄入过少等原因所致。如果体内总液量减少，达到体重5%以上，就会脱水。

● 病情判断

儿童脱水会分为轻、中、重三个程度。轻度脱水的症状包括精神不振、轻微口渴，尿少等；中度脱水会出现精神不振、躁动不安、口渴、尿少、口唇干，眼窝凹陷，皮肤弹性差；重度脱水就会出现反应差、躁动不安、昏睡不醒、四肢冰凉、皮肤弹性消失、尿极少或无尿、血压下降等症状。婴儿如果出现脱水情况，则会出现头部囟门凹陷情况。

急救方法

- 迅速将孩子转移到阴凉通风处，平躺休息。

- 及时补充水分或口服液。轻度脱水者可及时补充淡盐水、运动饮料或口服补液盐等液体。如果是新生儿，或有明显呕吐、腹胀、休克、心肾功能不全等严重并发症的患儿不宜采用口服补液，应迅速送往医院进行静脉注射补液。

- 中、重度脱水的儿童应迅速送往医院进行治疗，严重者如果得不到及时、正确、有效的治疗，会引发死亡。

- 补液期间，家长也应密切观察尿量、精神状态、皮肤弹性等，根据小儿病情随时调整补液量。

- 如果是腹泻不止引起的脱水，应及时服用蒙脱石散等药物及时止泻，减少水分丢失。

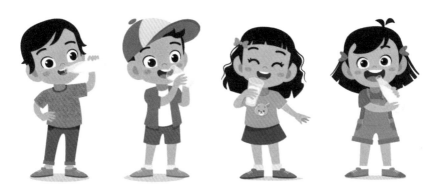

昏厥

昏厥也被称为晕厥、昏倒，一般是由大脑一过性的供血不足或缺氧所致的短暂性意识丧失，也是儿童的意外病症之一。

● 病情判断

昏厥的主要表现为"来得快，去得快"，意识会短暂丧失、不能维持自主体位，一般在调整姿势后，可于数秒至数分钟内自行恢复。如果持续时间长、不能被叫醒，则为昏迷。

急救方法

- 突然昏厥后，应立即将孩子移至通风的地方平躺，双脚抬高放在高于心脏的位置，可以找枕头、软靠垫等垫在脚下，能够避免脑供血不足。

- 检查孩子呼吸，如果没有呼吸，应立即进行心肺复苏抢救。

- 如果是高热引起的昏厥，将孩子换成稳定侧卧位，防止呕吐物误吸到呼吸道气管而造成窒息。

- 如果有呼吸，可以松开孩子颈部、胸部及腰部的衣物，保证呼吸顺畅。

- 然后可以尝试从下肢开始做向心性按摩，促使血液流向脑部，同时按压合谷穴和人中穴，疼痛的刺激可以促使孩子清醒。

- 如果孩子患有低血糖，在有意识后及时给予糖分补充。

- 如果孩子在数分钟内还没反应，应迅速拨打 120 急救电话。

中毒

对于口欲期的婴幼儿，或者调皮、好奇的儿童而言，有时候乱吃一些东西也可能会导致中毒意外。如果家里煤气泄漏，也会造成一氧化碳中毒情况。

轻微中毒会引起恶心、呕吐、头晕、腹泻等症状，重度中毒会危及生命安全。可根据孩子的精神状态和行为表现，以及周围环境的状况，来判断是否出现中毒。

※是否突然出现剧烈的恶心、呕吐、头晕、四肢无力等，表现出很痛苦的状态。

※是否突然出现反复发生的剧烈腹痛。

※是否突然陷入异常兴奋、产生幻觉的状态。

※是否全身突然持续抽筋。

※孩子是否打开过药物、药瓶、清洁剂等物品玩耍。

这里介绍几种家庭常见的儿童中毒情况：

● 药物中毒

很多小孩对家里的药物很好奇，尤其家长不让碰的危险药物，反而好奇心更强。对于青少年期的孩子，还有服用药物自杀的情况。如果孩子吃进了大量危险药物，后果不堪设想，若能及时正确处理，还可以得救；若处理不当，不仅会留有后遗症，甚至危及生命。

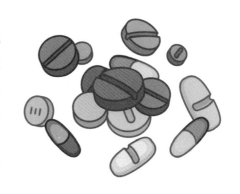

一般营养或平和药物误吃后不会有什么大反应。但误服毒性较强的药物，会出现抽搐、腹痛、呕吐、昏迷等情况，还会导致肾脏、肝脏、脑部等部位机体损伤。

急救方法

- 药物中毒的急救流程基本也是催吐、洗胃、导泻、解毒。

- 如果误吃危险药物，但神志清醒，应立即询问孩子什么时候吃的，吃了多少，然后保存好药瓶，立即前往附近医院做进一步检查。

- 如果医院较远，情况危险，也可以先拨打 120 急救电话。同时尝试在家先催吐，比如用筷子、手指等刺激咽喉部，使其呕吐。催吐成功后马上喝温水，再催吐，反复进行，直到吐不出东西。

- 对于神志不清的孩子，先找人拨打 120 急救电话，再打开孩子口腔，检查是否还有药片，用手指抠出来。

- 检查孩子呼吸、脉搏，如呼吸停止，应立即实施心肺复苏术。

- 如果有呼吸，让孩子保持侧卧位，等待 120 急救人员到达。

- 保留药瓶、残存的药片等，以便医生能对症治疗。

● 洗涤剂、干燥剂等中毒

漂白剂等洗涤剂是家里很常见的用品，干燥剂在很多食物、物品包装里存在。漂白剂主要成分为次氯酸钠，干燥剂主要成分是氧化钙（生石灰）、硅胶、三氧化二铁等。

皮肤接触漂白剂后，局部可能出现红肿、瘙痒等。如果不小心误食，可能会造成黏膜腐蚀、咽喉部水肿、咳嗽、腹痛、呕吐、谵妄、昏迷、肺水肿等。

误食干燥剂的话，症状并不会太严重。如果是硅胶原料的干燥剂，由于胃肠道无法吸收，可能会影响消化功能，但会经粪便排出体外；如果是以生石灰为原料的干燥剂，则可能会灼伤口腔或食管黏膜腐蚀性灼伤；如果是误食以氧化铁为原料的干燥剂，可能会导致恶心、呕吐以及腹痛、腹泻等症状。

急救方法

- 如果是皮肤接触漂白剂，立即马上用水和肥皂清洗；如果漂白剂溅入眼睛中，应立即用冷水冲洗 20 分钟。如果误食漂白剂等洗涤剂，应立刻用手指或筷子伸到喉咙处催吐，然后立即前往医院进行专业检查。
- 如果误食生石灰干燥剂，不要催吐，可以先喝点水或牛奶，前往医院检查。喝水也不宜过多，以免造成呕吐再次灼伤食管。

如果误食硅胶干燥剂，未出现其他症状者可不做特殊处理；如果出现头晕、呕吐等特殊反应，应尽快去医院检查。

如果误食氧化铁干燥剂，可以喝水大量稀释，然后前往医院检查；如果有恶心、呕吐、腹痛、腹泻等症状，有可能发生铁中毒，必须赶快就医。

● 一氧化碳中毒

一氧化碳中毒又称为煤气中毒。煤气灶泄漏、烧炭或木材取暖、密闭汽车空间内、热水器洗浴等情况均可能引起一氧化碳中毒。

轻度中毒者，会出现头晕头痛、恶心呕吐、四肢无力、意识模糊、嗜睡等症状。

中度中毒者，会出现面色潮红、心率加快、呼吸困难、站立不稳、昏迷等情况。

重度中毒者，会出现持续昏迷、瞳孔缩小、大小便失禁、高热、心律失常、肺水肿、休克等症状。

急救方法

- 应立即打开门窗通风，将中毒者移至空气流通的地方，解开衣领、裤带，放低头部，头后仰，保持呼吸通畅。
- 意识清醒者，可喝少量热糖茶水，平躺休息。

- 中毒者陷入昏睡、昏迷、有呼吸，应立刻拨打 120 急救电话，并用手刺激人中、涌泉等穴位，促使其清醒。

- 呼吸骤停者应立即进行人工呼吸。

- 中毒深昏迷者，应迅速送往附近医院急救。

● 食物中毒

如果孩子平时吃了变质或毒素大的食物，也会引起中毒现象。根据毒物性质，通常又分为感染性（细菌和真菌）食物中毒、化学性食物中毒、有毒动植物食物中毒三大类。

小儿食物中毒主要表现为胃肠道症状，比如恶心呕吐、腹痛腹泻等，有的还会出现发热、脱水、酸中毒、休克、昏迷，甚至死亡。

急救方法

- 如果孩子情况危险，呼吸骤停，要立即进行心肺复苏术，同时找人拨打 120 急救电话。

- 如果孩子情况并不太严重，意识清醒，可用手指或筷子伸向喉咙深处刺激咽后壁、舌根进行催吐。同时拨打 120，或自行前往附近医院。

- 不要自行乱服药物。去医院时记得带上疑有毒食物，或者保留呕吐物、排泄物，供化验使用。

- 因变质的鱼、虾、蟹等海鲜引起的食物中毒，可立即取食醋100 毫升，加水200 毫升稀释后一次服下，并及时就医。

- 如果是很轻的中毒，并无其他不适，可多饮水、葡萄糖水，避免吃油腻食物，平躺休息。如果后续有不适及时前往医院检查。

溺水

小儿溺水也是寒暑假期很常见的意外之一。除了野外池塘、水库、海边，游泳池也是高发环境之一。溺水多因大量的水灌入肺内或遇冷水刺激引起喉痉挛，造成窒息或缺氧的紧急意外，若抢救不及时，4~6分钟内即可导致死亡。溺水急救必须争分夺秒，第一时间必须进行现场急救，而不是着急送往医院。

● 病情判断

溺水后被及时发现，症状较轻者，口唇及四肢末端会出现青紫、面部浮肿、呼吸浅表、窒息缺氧等现象。

溺水后发现晚，症状较重者，超过1分钟即出现低氧血症、面色青紫、口鼻腔充满血性泡沫或泥沙、四肢冰冷、昏迷不醒、瞳孔散大、呼吸停止等症状。

急救方法

- 救溺水者，首先要自己会游泳，不会游泳千万不可轻易下到深水处，防止救人者亦发生溺水。

- 会游泳的人下水前尽可能将衣服和鞋子脱掉，向溺水孩子的背部靠近，一只手抱住孩子的脖颈，用另一只手向岸边游。如果溺水孩子已虚脱，可以靠向他的头部，将其拖拽到岸边。

- 如果一时找不到游泳救助者，如溺水者有意识，可递给溺水者一截木棍或树枝，将溺水者拖上岸。千万不要伸手去拉，很可能被溺水者拉下水。

- 将溺水者从水中抱出来，使其头部低于胸部，以减少呛水的危险。将其平放在地面上，头偏向一侧，清除口鼻内的异物，保持呼吸。

- 如果还有呼吸，首先松解衣领、纽扣、内衣、腰带、背带等束缚物，注意保暖。

- 如果呼吸骤停或很弱，应立即进行心肺复苏术。同时寻求帮助拨打120。

触电

除了玩弄电线或电源插孔容易导致触电外，用湿漉漉的手去接触电器也很容易发生触电情况。

● 病情判断

如果被电流击中身体，轻者会出现局部麻木、头晕、心悸、面色苍白、四肢无力、惊恐等情况，重者立即出现昏迷、抽搐、心律失常、休克、心跳及呼吸微弱、强直性肌肉收缩，进入"假死状态"。电击部位皮肤还会出现灼伤、焦化或炭化、组织坏死等情况。总之，触电时间越长，对身体造成的损伤越严重。

还有的人触电后当时症状较轻，后来突然出现心跳骤停等迟发性反应的危险情况。

急救方法

- 发现儿童触电后，电源在附近，应立即拉电闸或拔出插销。如果位置较远，可用竹竿、扁担、木棍、塑料制品、橡胶制品、皮制品等绝缘物挑开电源。如果拨不开电线，还可以用干燥的衣服、手套、绳索、木头圈住孩子的双脚，将其拖离电源。

- 如果是轻微触电，孩子意识清醒，并无外伤，可以先安抚休息，再随时观察情况。

- 如果孩子意识清醒，但头晕、心慌、面色苍白、全身无力等，也应
  及时拨打急救电话送院观察。

- 对于触电引起的灼伤、出血、骨折等，在孩子意识清醒的情况下，
  可进行止血、包扎、固定等处理。

- 如果孩子心搏骤停，应立即做心肺复苏，同时拨打 120。

- 如果触电后的身体出现强直情况，不要误认为是"尸僵"，切勿放
  弃抢救。

- 如果是高压触电，现场救护非常危险，切勿盲目上前救助，等待专
  业人员或单位确定电源已被完全切断。

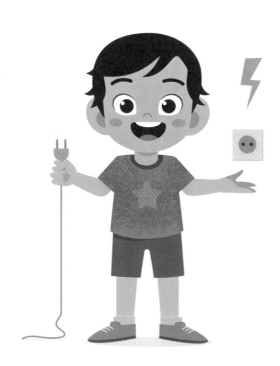

高空坠落

小儿高空坠落的新闻屡见不鲜，孩子被困在防盗窗处的现象也是时有发生。这种意外随时都会导致生命危险。家长除了日常看管好孩子，还要学会第一时间正确急救。

● 病情判断

如果从高处跌落，根据坠落的高度、有无障碍物缓冲，以及身体落地的部位及姿态不同，症状表现也各不相同。

低层坠落轻伤者，可能安然无恙，也可能受些皮肉之苦和惊吓，也可能多处骨折、挫伤等。

高层坠落者非常危险，会出现肾挫伤、肝脾破裂、骨折、多部位流血不止、昏迷不醒，甚至直接失去生命。

急救方法

- 如果孩子还未坠落下来，悬挂在某处，抢救者要在保障自身安全的前提下进行救助。同时拨打 120 急救电话和 119 消防电话。

- 对于意识清醒、仅受伤的孩子尽量平抬，避免二次伤害。

- 对于创伤局部可施以止血、包扎、固定等急救措施。

- 伤及血管、动脉干及骨骼者，可直接在伤口上放置厚敷料，绷带加压包扎以不出血和不影响肢体血液循环为宜。

- 如果是颅底骨折或脑脊液漏，切忌填塞止血，以免导致颅内感染。

- 颌面部伤者，应保持呼吸道畅通，清除损伤部位的组织碎片、血凝块、口腔分泌物，同时松解颈、胸部纽扣。

- 如果孩子失去意识，立即检查呼吸、脉搏，心搏骤停者应立即进行心肺复苏抢救。

癫痫

癫痫俗称"羊角风"，是小儿时期常见的一种神经系统综合征，分为原发性和继发性两种。大多因小儿神经系统发育不健全，大脑皮质受到刺激产生过度异常放电所致。

病情判断

主要症状表现为反复发作的肌肉抽搐、意识、感觉及情感等方面短暂异常。发作时绝大多数小儿会出现不省人事、两眼紧闭或半睁，眼球上翻、牙关紧闭、口角抽动，头向后仰、四肢抽动等情况，发作时间会持续十几秒至数分钟。但如果小儿癫痫发作持续30分钟，可危及生命。

辛辣刺激的食物、剧烈对抗的体育活动均可诱发癫痫，有癫痫史的孩子应做好日常防护。

急救方法

- 尽量抱住孩子，慢慢放倒在地，头侧向一边，然后解开颈部的衣扣，保持呼吸畅通。

- 不要试图按住孩子，强行按住有可能导致肌肉拉伤甚至骨折。

- 不要试图去掰开孩子的口腔，不要往牙齿之间塞入任何东西，避免窒息。舌咬伤的情况并不多见，而引起窒息比舌咬伤后果更严重。

- 若抽搐不止，几分钟后仍然不能停止，立即拨打120。

家庭急救必学——心肺复苏术

什么是心肺复苏术

心肺复苏术简称CPR，是针对心搏骤停和呼吸采取的救命术之一，可使我们抓住黄金时间抢救伤患，对于挽救生命至关重要。

针对呼吸停止或叹气样异常呼吸、心跳骤停的伤患，急救者可通过胸外按压、人工呼吸、电击、除颤等方式来恢复人体的自主循环和自主呼吸，帮助伤患逐渐恢复生命体征。心肺复苏术可以暂时支持伤患心跳和呼吸，以免伤患的大脑及身体发生不可逆的损害。

心肺复苏术分为初级心肺复苏和高级心肺复苏。初级心肺复苏一般指在不依靠外物的条件下立即进行心肺复苏，主要靠人工；高级心肺复苏则指在初级心肺复苏的基础上，借助辅助设备（如AED）、药物、特殊技术等外物，帮助伤患实现更为有效的通气和血运循环。

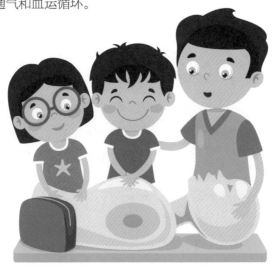

心肺复苏的适应证

伤患倒地后，先轻拍其面部及双肩，在双侧耳边大声呼喊，判断其意识是否清醒。如果没有反应，表明意识丧失。

然后快速检查有无自主呼吸（胸部有无起伏）、有无脉搏，整个病情判断时间不超过10秒。如果无意识、无脉搏、无自主呼吸，应立即实施心肺复苏术。

心肺复苏的禁忌证

- 伤患有自主呼吸、心跳，或者经抢救后恢复呼吸、心跳，不再进行心肺复苏。
- 伤患的胸腔部位有开放性气胸、肋骨骨折、心包填塞、心包积液等严重损伤，不适宜直接做胸外心脏按压，如果已经心搏停止，只能用心肺复苏来挽救生命，还是救命第一。
- 已明确的心、肺、脑、肾等多器官功能衰竭无法逆转者，患者拒绝进行心肺复苏术。
- 恶病质或肿瘤晚期的患者，应根据具体情况选择性实施。

心肺复苏的注意事项

- 心肺复苏术属于急救操作，不需要考虑伤患是否空腹。
- 一旦确立伤患心搏骤停的病情诊断，可立即进行心肺复苏急救。
- 心肺复苏实施的具体时间需要根据伤患具体情况而定。

如何给婴儿（1周岁以下）实施心肺复苏术

先确保发生意外的现场环境安全，如果不安全，则先将婴儿移动到安全地点，再进行急救。

然后进行病情评估。可以用手拍打婴儿的足底，大声在耳侧呼叫名字，看婴儿是否有睁眼或哭闹等反应。再用手触摸婴儿的肱动脉（上臂内侧，肘关节与肩关节中间的位置），用手指掐一下人中穴，用5~10秒的时间判断婴儿意识。

如果此时婴儿既无呼吸，又无脉搏，或者脉搏少于60次/每分钟，需要立即进行心肺复苏术。

急救方法

确认婴儿无反应后，立刻呼叫旁人拨打120。同时展开心肺复苏施救。

- 用两个手指放在胸骨下段，稍低于乳头连线，垂直向下按压，深度不要超过胸腔前后径的1/3。连续做5组，频率约为100次/分钟。

操作时注意指腹不能离开胸部，要紧贴胸部，应避免用力过大而造成骨折。

- 做1次完整的人工呼吸。

①做人工呼吸前先开放气道。检查婴儿口腔、鼻腔内是否有阻塞物，清理干净后保持气道畅通。然后一手轻压额头，一手轻提下巴，把气道打开。

②吸一口气（不需要深吸一口），用嘴对着婴儿的口腔、鼻腔上面，最好不要留有缝隙，平稳吹气1秒钟，直到婴儿胸部因为吸入的空气而鼓起来。

③若第一次人工呼吸未能使胸廓起伏，可再次用仰头抬颌法检查气道。

④移开嘴唇，让胸廓回落。继续做人工呼吸，频率为3秒钟完成1

次呼吸动作，即约 1 分钟做 20 次。

⑤人工呼吸吹气时应避免过度吹气，比如多次吹气或吹气量过大，反而有害。

- 重复进行 5 次胸外按压、1 次人工呼吸，周期约 1 分钟。

- 如果找不到人帮忙拨打急救电话，婴儿此时还是没反应，可以自己拨打急救电话，简要说明情况。

- 继续做心肺复苏术——5 次胸外按压、1 次人工呼吸，直到医疗急救人员到来。

如何给幼儿（1~8 周岁）实施心肺复苏术

对于1~8岁的儿童，心肺复苏术的方法大体上与成人相似，但也不完全一样，先确保发生意外的现场环境安全，如果不安全，则先将幼儿移动到安全地点，再进行急救。

然后进行病情评估。一边用力地拍打幼儿肩膀，大声在耳侧呼叫名字，看幼儿是否有睁眼等反应。一边用手触摸其颈动脉或脉搏处，用5~10秒的时间评估是否有反应，用手指掐人中穴再试试。如果幼儿既无呼吸，又无脉搏，需要立即进行心肺复苏术。

急救方法

- 确认幼儿无反应后，立刻呼叫旁人拨打120。同时展开心肺复苏施救。

- 找到幼儿胸骨位置（双侧肋骨的交汇点），将中指按在胸骨的底部，食指按在胸骨上。用另一只手的掌根斜压中指、食指。垂直向下用力压在胸骨上，深度不要超过胸腔前后径的1/3。连续做5组按压，频率为100次／分钟。

- 为幼儿进行心肺复苏术时应采用单掌按压，而非成人的双手交叠按压，避免力量过大伤及幼儿肋骨。按压后，需待胸部完全回弹后再进行下一次按压。

- 完成1次人工呼吸。

①做人工呼吸前先开放气道。检查幼儿口腔、鼻腔内是否有阻塞物，清理干净后保持气道畅通。然后一手轻压额头，一手轻提下巴，把气道打开。

②捏住幼儿鼻翼，用嘴对着他的嘴吹气，直到看见幼儿胸廓向上抬起。

③若第一次人工呼吸未能使胸廓起伏，可再次用仰头抬颌法检查气道是否堵塞。

④移开嘴唇，让胸廓回落。继续做人工呼吸，频率为3秒钟完成1次呼吸动作，即1分钟约做20次。对于大一些的幼儿，频率可稍慢一些。

⑤重复5次胸外按压、1次人工呼吸，周期约1分钟。停下来，检查颈动脉处是否有脉搏。

⑥如果找不到人帮忙拨打急救电话，幼儿此时还是没反应，可以自己拨打急救电话，简要说明情况。

⑦继续做心肺复苏术——5次胸外按压、1次人工呼吸，直到医疗急救人员到来。